中国轻工业"十四五"规划立项教材

学前教育专业（新课程标准）系列精品教材

学前儿童
卫生与保健

主编◎赵 洪 盛 丽

中国轻工业出版社

图书在版编目（CIP）数据

学前儿童卫生与保健 / 赵洪，盛丽主编. — 北京：
中国轻工业出版社，2024.7
学前教育专业（新课程标准）系列精品教材
ISBN 978-7-5184-4946-0

Ⅰ.①学… Ⅱ.①赵… ②盛… Ⅲ.①学前儿童—卫
生保健—幼儿师范学校—教材 Ⅳ.①R179

中国国家版本馆CIP数据核字（2024）第085999号

责任编辑：崔丽娜　　　责任终审：高惠京
设计制作：锋尚设计　　责任校对：朱　慧　朱燕春　　责任监印：张　可

出版发行：中国轻工业出版社（北京鲁谷东街5号，邮编：100040）
印　　刷：艺堂印刷（天津）有限公司
经　　销：各地新华书店
版　　次：2024年7月第1版第1次印刷
开　　本：787×1092　1/16　印张：11.5
字　　数：280千字
书　　号：ISBN 978-7-5184-4946-0　定价：45.00元
邮购电话：010-85119873
发行电话：010-85119832　010-85119912
网　　址：http://www.chlip.com.cn
Email：club@chlip.com.cn

前　言

　　"学前儿童卫生与保健"课程是学前教育专业的必修课，也是一门专业基础课，主要任务是研究学前儿童生理解剖特点及机体生长发育规律，探索影响学前儿童健康成长的各种因素，提出与学前儿童生长发育相适应的各项卫生保健要求，为学前儿童创设良好的托幼机构卫生环境，促进学前儿童身心健康成长。为了更好地贯彻教育部《关于大力推进教师教育课程改革的意见》（教师〔2011〕6号）文件精神，根据《教师教育课程标准（试行）》和《幼儿园教师专业标准（试行）》的要求，积极推进学前教育课程建设和改革，培养适应时代要求的学前教育专业人才。编者以学前儿童身心发展规律为出发点，积极探索院校内人才培养模式的多元化，以加快培养以学前教育专业为核心的相关专业人才为目标，结合2019年国务院办公厅印发的《关于促进3岁以下婴幼儿照护服务发展的指导意见》在本教材中添加了婴幼儿照护的相关内容，使教材具备学习、培训等多种功能。

　　本教材主要有以下特点：

　　1. 以立德树人为核心，贯彻党的二十大精神

　　本教材以习近平新时代中国特色社会主义思想为指导，注重贯彻党的二十大精神。在构建全员、全过程、全方位"三全育人"大格局的过程中，有机地融入了课程思政的教育元素，通过丰富教育内容，激发学生的求知欲望，培养学生的职业素养。

　　2. 一体化教材，突出多元化功能

　　为了更好地落实证书制度，在学生系统化学习学前儿童卫生保健专业知识的同时，考虑学生考证的需要，教材的内容设置与幼儿园教师资格证考试、1+X幼儿照护等级职业技能考试内容紧密相连，进一步突出教材的多元化功能。

　　3. 体例新颖，实践性强

　　为了促进"三教"改革，以教材创新为引领，教材以"单

元"为核心，每一单元可以独立学习，也可以构成整体。在相关知识领域范畴内，提供"知识链接""拓展阅读""实训"等内容，使教材知识点与实践技能有机结合。

本教材共七个单元，主要内容包括学前儿童生理发育特点与卫生保健、学前儿童膳食营养卫生与保健、学前儿童心理健康与保健、学前儿童疾病及预防、学前儿童意外事故及预防、托幼机构的卫生保健等内容。

本教材由鞍山师范学院应用技术学院赵洪、鞍山师范学院教育科学与技术学院盛丽担任主编。具体编写分工如下：第一单元、第四单元、第六单元、第七单元由赵洪编写；第二单元、第三单元、第五单元由盛丽编写。在编写过程中，编者借鉴了一些专家、学者的理论资料，在此对原作者表示衷心的感谢！

由于编者水平有限，书中难免存在不足和疏漏之处，恳请广大读者批评指正。

编者

目 录

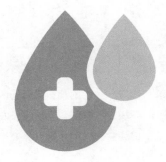

第一单元 ——学前儿童卫生与保健概述——

知识目标

① 掌握学前儿童健康的概念；

② 了解影响学前儿童健康的因素；

③ 掌握学前儿童年龄阶段的划分；

④ 掌握学前儿童各年龄阶段的生理特点；

⑤ 掌握学前儿童身体生长发育的规律；

⑥ 掌握婴幼儿的动作发展特点及照护方法；

⑦ 了解学前儿童健康评价的指标体系；

⑧ 了解学前儿童生长发育的评价方法。

技能目标

① 能够根据学前儿童的表现判断出学前儿童的身体健康问题；

② 能够对学前儿童的生长发育进行简单评价。

素养目标

① 培养学生科学严谨的研究精神，以及严肃认真的学习态度；

② 培养学生在未来工作中运用基本原理提升实际应用的能力。

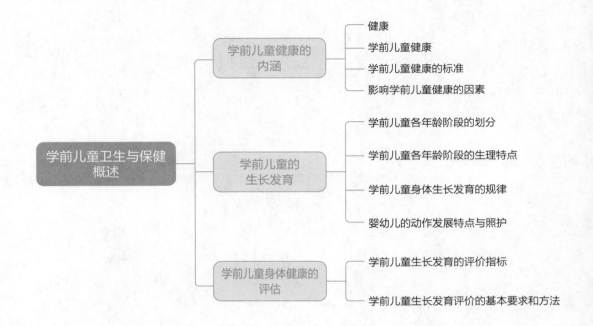

模块一　学前儿童健康的内涵

一、健康

不同时代及不同国家的经济、文化、卫生法规、保健要求不同，导致人们对健康的理解也不同。在很长的一段时期中，人们对健康的理解仅仅是指身体的无病状态，只要身体（包括组织、器官、细胞）没有疾病就称为健康。

1948年，世界卫生组织（World Health Organization，WHO）将健康定义为：身体、心理和社会适应的完满状态，而不仅仅指没有疾病或虚弱现象。随着自然科学和社会科学的迅速发展，人与环境的关系，心理与生理的关系的重要性逐渐为人们所认识。各种社会事件可通过人的心理反映到机体上，引起心理、生理方面的种种变化，进而影响健康，引起疾病。

生物医学已不能很好地解释所有资料和现象，随着医学模式从传统的生物医学模式向生物–心理–社会医学模式的转变，健康的含义也发生了相应的改变。1989年，世界卫生组织深化了健康的概念，认为健康包括躯体健康、心理健康、社会适应良好和道德健康。1992年，世界卫生组织发布了健康的新概念：一个人只有在躯体健康、心理健康、社会适应良好和道德健康四个方面都健全，才算是完全健康的人。

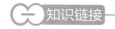

世界卫生组织提出的健康标志和标准

1. 健康标志

近年来，世界卫生组织又提出了衡量健康的一些具体标志，例如：

（1）精力充沛，能从容不迫地应对日常生活和工作。

（2）处事乐观，态度积极，乐于承担任务，不挑剔。

（3）善于休息，睡眠良好。

（4）应变能力强，能适应各种环境的变化。

（5）对一般感冒和传染病有一定抵抗力。

（6）体重适当，体态匀称，头、臂、臀比例协调。

（7）眼睛明亮，反应敏锐，眼睑不发炎。

（8）牙齿清洁，无缺损，无疼痛，牙龈颜色正常，无出血。

（9）头发光洁，无头屑。

（10）肌肉、皮肤富有弹性，走路轻松。

2. 健康标准

世界卫生组织提出了人类新的健康标准，这一标准包括肌体和精神健康两部分，具体可用"五快"（肌体健康）和"三良好"（精神健康）来衡量。

"五快"：

（1）吃得快：进餐时有良好的食欲，不挑剔食物，并能很快吃完一顿饭。

（2）便得快：一旦有便意，能很快排泄完大小便，而且感觉良好。

（3）睡得快：有睡意，上床后能很快入睡，且睡得好，醒后头脑清醒，精神饱满。

（4）说得快：思维敏捷，口齿伶俐。

（5）走得快：行走自如，步履轻盈。

"三良好"：

（1）良好的个性人格。情绪稳定，性格温和；意志坚强，感情丰富；胸怀坦荡，豁达乐观。

（2）良好的处世能力。观察问题客观、现实，具有较好的自控能力，能适应复杂的社会环境。

（3）良好的人际关系。助人为乐，与人为善，对人际关系充满热情。

二、学前儿童健康

《3~6岁儿童学习与发展指南》（以下简称《指南》）中对健康的定义是：人在身体、心理和社会适应方面的良好状态。也就是说，学前儿童健康是指幼儿的各个器官生长发育正常，能较好地抵抗各种疾病；性格开朗，无心理障碍，对环境有较好的适应能力。

（1）学前儿童身体健康是指各个器官与系统发育正常，具有一定的抵御疾病的能力。身体健康是学前儿童健康的基础。

（2）学前儿童心理健康是指学前儿童的生理、心理与社会处于相互协调的和谐状态，表现为学前儿童人格发展正常，具有强烈的求知欲，无任何心理障碍。合理的需要与愿望得到满足后，情绪方面表现出稳定平静的状态。

（3）学前儿童的社会适应能力是指学前儿童的自我意识发展正常，乐于交往，学前儿童具有初步的规则意识和互助、合作、分享的品质，对周围环境有较好的适应能力。

选择题：关于学前教育任务最准确的表述是（ D ）。

A. 促进幼儿智力发展

B. 促进幼儿身心的快速发展

C. 促进幼儿社会性发展

D. 促进幼儿身心全面和谐发展

【解析】从学前儿童健康的概念中可以看出，学前教育的任务是促进幼儿身心全面和谐发展。因此本题选D选项。

三、学前儿童健康的标准

世界卫生组织对健康下的定义包括三个方面的内容，即身体、心理和社会适应三个方面的健康。由此看来，健康是立体的、全方位的概念，并且有具体的健康标准。据此，专家们提出，要根据以下几个标准来衡量学前儿童的健康。

1. 健康的躯体

躯体健康是以身高、体重为主要依据的。自20世纪90年代以来，我国统一应用世界卫生组织所提供的0～7岁幼儿身高、体重标准来衡量幼儿的身体状况。通过对0～7岁的幼儿12年的监测，发现幼儿的身高比11年前平均增长了23厘米，体重平均增长了1千克多，这表明我国幼儿的身高、体重正处于发展期，躯体健康状况有所改善。同时，肥胖幼儿也在不断增多，这是不健康的身体状况。

2. 良好的抵抗疾病的能力

幼儿对各种疾病的抵抗能力是体现幼儿身体抗病素质的重要方面。随着人们生活水平的提高，医疗卫生条件的改善，幼儿死亡率与过去相比减少了一半以上。从总体上看，目前我国幼儿抵抗疾病的能力在不断提高，但有些过敏性疾病如小儿哮喘、荨麻疹等却有所增多，这与环境、食品的污染有关。

3. 健康的五官

五官在这里重点是指视力、听力和口腔。20世纪90年代以来，人们发现幼儿的听力障碍、视力不良的患病率较高（10%～20%），并有逐年增长的趋势。对幼儿口腔状况的调查更令人担忧，幼儿的乳牙龋齿率高达40%～80%，恒牙患病率高达60%。这对幼儿的消化与营养吸收造成很大影响。

4. 良好的心理和社会适应能力

每个幼儿都要从出生时的自然人逐步转化为社会人。幼儿只有具备健康的心理和较强的社会适应能力，长大后才能很好地适应飞速发展的社会。尽管目前幼儿的生活条件和身体条件都有一定提高，但是幼儿的心理素质和社会适应性普遍较低，独立生活能力、团队精神和群趋性等相对较差，有的甚至出现心理障碍，这些都会影响幼儿的健康成长。

四、影响学前儿童健康的因素

健康是许多因素相互制约、相互作用的结果。医学、生物学、心理学、社会学等学科的发展、进步，以及各种检测手段的科学化和精确化，使影响人类健康的因素越来越清晰。总体来看，影响健康的因素可归结为以下几个方面。

1. 生物学因素

生物学因素是指人类在长期生物进化过程中所形成的遗传、成熟、老化及机体内部的复合因素。生物学因素直接影响人类健康，它对人类诸多疾病的发生、发展及分布具有决定性影响。生物学因素主要包括生物致病因素、生物性遗传因素。

（1）生物致病因素。截止到20世纪初，人类死亡的主要原因一直是病原微生物引起的传染病和感染性疾病，也被称为生物致病因素。例如，细菌、病毒、真菌等在人体内生存与繁殖会引起新陈代谢紊乱、生理功能障碍，导致人们罹患各种疾病。

（2）生物性遗传因素。现代医学研究发现，目前已知的遗传因素直接引起的人类遗传缺陷或疾病不断增多。例如，对于高血压、糖尿病、缺陷、变异等，遗传因素有一定的影响；对于寿命的长短，遗传是一个不可排除的重要因素。

在相同的环境下，不同个体的健康状态存在明显的个体差异。个人的年龄、性别等生物学特征对人的健康也有重要的影响。

2. 环境因素

环境因素是指围绕着人类的空间以及直接或间接地影响人类生活的各种自然因素和社会因素的总和。因此，人类环境包括自然环境和社会环境。

（1）自然环境。自然环境是指围绕在人类周围的客观物质世界，如水、空气、土壤及其他生物等。自然环境是人类生存的必要条件。在自然环境中，影响人类健康的因素主要有生物因素、物理因素和化学因素。

①生物因素：包括动物、植物及微生物。一些动物、植物及微生物为人类的生存提供了必要的保证，但另一些动物、植物及微生物通过直接或间接的方式影响甚至危害人类的健康。

②物理因素：包括气流、气温、气压、噪声、电离辐射、电磁辐射等。在自然状态下，物理因素一般对人类无危害，但当某些物理因素的强度、剂量及作用于人体的时间超出一定限度时，会对人类的健康造成危害。

③化学因素：包括天然的无机化学物质、人工合成的化学物质以及动物和微生物体内的化学元素。一些化学元素是保证人类正常活动和健康的必要元素；一些化学元素及化学物质在正常接触和使用的情况下对人体无害，但当它们的浓度、剂量及与人体接触的时间超出一定限度时，会对人体产生严重危害。

（2）社会环境。社会环境是指人类在生产、生活和社会交往活动中形成的生产关系、阶级关系和社会关系等。在社会环境中，有诸多因素与人类的健康相关，如社会制度、经济状况、人口状况、文化教育水平等，但对人类健康影响最大的两个社会因素是行为与生活方式因素和医疗卫生服务因素。

3. 行为与生活方式因素

行为与生活方式是指人们长期受一定的社会、经济、文化、民族、家庭等因素影响而形成的一系列比较固定的生活习惯、生活制度和生活意识。行为与生活方式是影响人类健康的极其重要的因素。行为与生活方式有利于提高身体的健康水平，降低损害健康的危险因素，包括经常自觉参加体育锻炼、平衡膳食、保持充足适度的睡眠，能对精神紧张和压力予以放松和处理，保持安全的出行习惯，不吸烟、节制饮酒、不吸毒等。不良的个人行为与生活方式影响着人体的健康。国内外大量研究表明，吸烟、酗酒、缺乏锻炼、不良饮食习惯等不良行为与生活方式是使人群中肥胖、高血压、冠心病、糖尿病等"现代生活方式病"的患病率和死亡率不断上升的主要原因。

4. 医疗卫生服务因素

医疗卫生服务是指促进及维护人类健康的各类医疗、卫生活动，是保证人类健康极为重要的因素，是人类征服疾病、控制疾病的重要措施。一个国家要想求得生存发展，国民必须具有健康的体魄，这是一个基本条件。要保证国民的身体健康，国家和社会就需要加强卫生服务，体现在医疗政策、制度和经费保障，人力、物力、财力的投资力度上，主要包括完好的医疗服务和卫生保健系统，必要的药物供应，足够的医务人员等。例如，良好的卫生保健服务可以及时指导人们在无病时预防疾病，在有病时获得治疗。医疗卫生服务资源的拥有、分布及利用将对人们的健康状况产生重要影响。

模块二　学前儿童的生长发育

　　学前儿童的生长发育是一个复杂的工程，既有共同的模式，又存在明显的个别差异。生长是指学前儿童身体各器官、系统的长大，可以通过具体的测量值来表示，是量的变化。发育是指细胞、组织、器官的分化和功能上的成熟，是质的改变。生长和发育是紧密相关、不可分割的，生长是发育的前提，发育包括生长，生长寓于发育之中。生长发育到了比较完备的阶段，即个体在形态、生理等方面达到成人的水平，称为成熟。检测和评估学前儿童的生长发育是遵循学前儿童生长发育的规律，是促进学前儿童健康成长的有利措施。

一、学前儿童各年龄阶段的划分

　　学前儿童在各个年龄阶段的特点各不相同，但又互相联系，既有明显的区别，又不能截然分开。由一个年龄阶段过渡到下一个年龄阶段，学前儿童各方面的发展既有一定的顺序，又不是等同的。

　　根据学前儿童的生理解剖特点，其生长发育可划分为新生儿期、乳儿期、婴儿期、幼儿期。0~3岁统称为婴幼儿期；3~6岁称为幼儿期。学龄前的儿童统称为幼儿或者学前儿童。

1. 新生儿期

　　从胎儿娩出到刚满28天为新生儿期。刚出生的新生儿面临着生存环境的改变，主要是适应外界生活和独立生存的时期。随着生长发育，新生儿每天都有变化，因此新生儿期是以天为单位计算的。

2. 乳儿期

　　从出生29天到1岁为乳儿期。这是孩子出生后生长发育最迅速的时期，尤其是脑发育迅速。1岁的乳儿基本会走，能够简单发声，以母乳为主，需要成人较多地予以照料。1~3个月乳儿的生长发育以周为单位计算，4~6个月乳儿的生长发育以3个月为单位计算，6~12个月乳儿的生长发育以半年为单位计算。

　　乳儿期是个体心理活动萌芽的阶段，是心理发展最为迅速和心理特点变化最大的阶段。

3. 婴儿期

　　1~3岁为婴儿期，也称幼儿前期。这一时期儿童的主要特点是生活范围扩大，接触周围事物增多，动作、语言、思维和交往能力的发展得到促进，智力水平发育较快，开始独立活动。婴儿的生长发育以年为单位计算。

　　婴儿期是个体真正形成个性心理特点的时期，主要表现在婴儿学会走路、开始说话，出现思维，出现最初的独立性表现等方面。可以说，人类的各种心理活动是在婴儿期逐渐发生而具备的。

4．幼儿期

3～6岁为幼儿期，也称幼儿园年龄期。幼儿的生长发育较婴儿期减慢，但四肢增长较快，神经系统发育仍然较快，智能发育进一步加速，有强烈的求知欲望。幼儿的运动协调能力不断完善，能从事一些较为精细的手工操作、画简单的图画和唱诵歌谣，为进入小学学习奠定基础。

🔗 知识链接

人的一生各时期的划分

序号	年龄	阶段
1	出生至28天	新生儿期
2	29天至1岁	乳儿期
3	1～3岁	婴儿期
4	3～6岁	幼儿期
5	6～12岁	童年期
6	12～15岁	少年期
7	15～18岁	青年早期
8	18～30岁	青年期
9	30～60岁	中年期
10	60岁至死亡	老年期

二、学前儿童各年龄阶段的生理特点

1．新生儿期的生理特点

新生儿期的主要生理特点是：个体从胎内依赖母体生活转到胎外独立生活，面临着内、外环境的巨变。新生儿器官的生理功能尚不完善，要经过一系列的调整才能适应新的环境，需要特殊护理。新生儿与外界发生直接联系，必须独立地进行生理活动，独立调节自身行为的需要，这为其心理的发生和发展提供直接基础。

新生儿的体形是头大、躯干长、四肢短小，头约占身体的四分之一。新生儿身体各系统的发展是不平衡的。在最初的几年内，神经系统的发育最快，到学龄前期已基本接近成人水平。婴幼儿从出生后3个月开始至1.5岁是大脑细胞增长的高峰期，1～2岁婴幼儿脑组织的生长发育已基本完成。

新生儿神经系统的调节功能较差，主要依靠低级中枢实现本能活动（非条件反射）。非条件反射的中枢是中枢神经系统的低级部位。新生儿主要是依靠由皮下中枢实现的非条件反射适应外部环境。非条件反射是遗传得来的，是本能的，是固定神经联系，是不学就能对刺激做出的应答。非条件反射的适应性是非常低的，但是非条件反射同时又是形成条件反射的自然前提。

条件反射是后天获得的，是在生活过程中，通过一定条件，在非条件反射的基础上建立起来的反射，是高级神经活动的基本调节方式，是人和动物共有的生理活动。条件反射是一种联想，也是一种"理解"，因此，条件反射的形成标志着小儿心理开始发展。

新生儿常见的特殊生理状态[1]

（1）生理性黄疸。生理性黄疸一般在新生儿出生后2～3天出现，4～5天为高峰期，1周左右消退，最长不超过2周。

（2）"马牙"。"马牙"是上皮细胞堆积或者黏液腺分泌物积留在口腔上腭中线和齿龈部位的黄白色米粒大小的颗粒。

（3）"螳螂嘴"。"螳螂嘴"是在新生儿两侧颊部利于吸吮乳汁的隆起的脂肪垫。

（4）乳房肿大。新生儿出生后4～7天，由于来自母体的激素的作用，其乳腺可增大至蚕豆甚至核桃大小，一般2～3周消退。

（5）假月经。新生儿出生后5～7天，有些女婴的阴道中会流出少许血性分泌物，可持续1周，这种现象是由于母体的雌激素突然中断引起，称为假月经。

（6）新生儿红斑。新生儿出生后1～2天，其皮肤上可出现大小不等的多形性斑丘疹，称为新生儿红斑，一般持续1～2天消失，出现原因尚不明确。

（7）新生儿粟粒疹。新生儿粟粒疹是由皮脂腺堆积引起，新生儿面部可出现的米粒大小的黄白色皮疹，新生儿脱皮后会自然消退。

2. 乳儿期的生理特点

在整个婴幼儿期，1岁以前是小儿生长发育最快的时期。这1年小儿的变化是巨大的，作为人类特有的直立行走、双手动作、言语交际能力等经过逐步发展——出现。

乳儿生长发育迅速，身长在一年中可增长50%，体重增长2倍，大脑发育也快。1岁乳儿基本会走，能主动接触周围事物，能听懂一些简单的话，能有意识地发出几个音。

乳儿生长迅速，对营养和能量的需求相对较大，但消化功能尚不完善，容易发生腹泻和营养不良。5～6个月以后，乳儿体内通过胎盘从母体获得的免疫物质逐渐消失，免疫力下降，容易患传染病。对此，家长应按时带小儿进行各种免疫接种。

乳儿对外界事物的认识、心理的发展与其动作发展是分不开的。为了发展乳儿的动作，相关工作者应该根据乳儿的特点有针对性地设计大运动活动，促进乳儿大运动的发展。此外，家长应为乳儿提供适合其动作发展环境和物品，如干净的游戏场地、玩具等。

3. 婴儿期的生理特点

婴儿期的主要生理特点是神经系统发育加快，各种心理现象开始出现，个体基本具备人类所特有的心理活动。

与乳儿相比，婴儿最明显的特点是动作增多、变得熟练和复杂，学会独立行走，初步学会了使用工具和做游戏。

婴儿学会了自由走动，同时也发展了全身的各种动作。虽然有时动作不算灵活，但是活动积极性很高。动作的发展使婴儿的行动得到解放，使其可以自由地走动、进行活动，这会大大开阔婴儿的视野，扩大其认识事物的范围，促进其心理发展。

---

① 赵洪. 婴幼儿卫生与保健［M］. 北京：教育科学出版社，2023.

4. 幼儿期的生理特点

3~4岁，幼儿的大肌肉发展迅速，不仅可以独立行走，还可以初步完成各种动作；5~6岁，幼儿的小肌肉开始发展，可以独立完成进食动作，也可以初步学习写字、绘画。这就为幼儿独立生活和学习、交往能力的发展提供了必要的条件。而神经系统的进一步发展为幼儿的心理发展提供了直接的生物基础。但是，如果这一时期幼儿身体的发育出现异常，则容易影响其心理的健康发展。例如，发育迟缓、发育过快、肥胖或出现其他身体发育上的障碍，容易导致幼儿出现自卑、退缩、胆怯、有攻击性等心理与行为问题。

三、学前儿童身体生长发育的规律

从卵细胞受精到个体的发育成熟，在长达20年左右的连续过程中，量变和质变经常同时在进行，这些变化不仅表现为身高（身长）、体重增加，还表现为全身各个器官的逐渐分化，生理逐渐成熟。生理成熟是指身体生长发育的程度和水平。生理成熟主要依赖于种系遗传的成长程序，有一定的规律性。

1. 生长发育的连续性和阶段性

人体生长发育是一个连续的、统一的和完整的过程。但是生长发育的速度在各年龄阶段并不是一致的，而是时快时慢，呈现出明显的阶段性，并且各有一定的缓急阶段，当由不显著的、细小的量变到显著的质变时，即形成生长发育的不同阶段。每一阶段都有其独特的区别于其他阶段的特点，前后阶段又相互衔接，前一阶段为后一阶段的发展打下基础，任何一个阶段的发育受到障碍都会对后一阶段的发育产生不良的影响。

2. 生长发育的程序性

人体各部分的生长发育是有一定程序的，是一个连续又统一的过程。在这个连续的过程中，又表现出阶段性，每一个阶段的存在都有其独特的特点，区别于其他阶段，前后阶段互相衔接，不能跨越，没有明显的临界点来划分。例如，婴儿期动作发展的顺序为：首先是头部的活动（抬头），然后发展到上肢的活动（取物），再发展到躯干的活动（翻转或直坐），最后发展到下肢的活动，达到两腿站立与行走。身体各部分的生长发育遵循"头尾发展规律"，即首先会抬头、转头，然后能翻身、直坐，最后才会站立、行走。

💡 **幼儿园教师资格证考试·真题·2022年上**

选择题：婴幼儿动作发展的正确顺序是（B）。

A. 翻身—坐—抬头—站—走 B. 抬头—翻身—坐—站—走
C. 翻身—抬头—坐—站—走 D. 抬头—坐—翻身—站—走

【解析】儿童动作发展存在首尾规律，儿童动作的发展先从上部动作开始，然后到下部动作，因而儿童先学会抬头，然后能俯撑、翻身、坐和爬，最后学会站立和行走。因此本题选B选项。

婴幼儿动作发展有着自身的规律和顺序，具体体现在以下五个方面。

（1）由头到足。由头到足是指婴幼儿动作的发展遵循由头部到足部的顺序，也就是先由上部动作到下部动作。婴幼儿最先出现的是眼和嘴的动作，然后是手的动作，上肢动作又早于下肢动作。婴幼儿先学会抬头，然后俯撑、翻身、坐和爬，最后学会站立和行走。也就是离头部近的动作先发展，靠足部近的动作后发展。

（2）由近到远。由近到远是指由身体中心向四肢远端发展动作的顺序。婴幼儿动作的发展先从头部和躯干的动作开始，然后发展双臂和腿部的动作，最后是手部的精细动作。也就是靠近头颈、躯干中央部分的动作先发展，然后才发展臂、手、腿、足边缘部分的动作。

（3）由大到小。由大到小是指先发展大肌肉粗大动作，再发展小肌肉精细动作的顺序。婴幼儿动作的发展先从活动幅度较大的粗大动作开始，而后学会比较精细的动作。也就是从大肌肉动作到小肌肉动作的顺序发展。所谓大肌肉动作，是指抬头、坐、翻身、爬、走、跑、跳、踢等。大肌肉动作常伴随强有力的大肌肉伸缩、全身运动神经的活动，以及肌肉活动的能量消耗。小肌肉动作是指吃饭、穿衣、画画、剪纸、翻书、穿珠等动作。从四肢动作来说，婴幼儿先学会臂与腿的动作，而后才逐渐掌握手和脚的动作，先是用手臂接触物体，然后才会用手指去抓物体。

（4）由无到有。由无到有是指婴幼儿的动作发展由无意识的活动发展到有意识的探索行为。婴幼儿动作的发展越来越多地受到心理、意识的支配，动作发展的规律也服从于幼儿心理发展的规律，即从无意识到有意识发展的趋势。三四个月大的婴儿无意识地抚摸被褥，或无意识地抓到身边的玩具等，由于抚摸、抓握的动作不断重复，婴儿逐渐意识到同一个动作总是会引起同一结果，从而形成关于事物关系的感觉；五六个月后，婴幼儿的有意识行为会越来越多。

（5）从整体到局部的规律。婴幼儿最初的动作是全身的、笼统的、弥漫性的，然后逐渐分化、局部化、精确化和专门化，体现了从整体到局部的规律。

💡 幼儿园教师资格证考试·真题·2021 年下

简答题：儿童动作发展的规律是什么？

【解析】

（1）从整体到局部的规律。儿童最初的动作是全身性的、笼统的、弥漫性的，以后动作逐渐分化、局部化、准确化和专门化。

（2）首尾规律。儿童动作的发展，先从身体上部动作开始，然后到身体下部动作。

（3）近远规律。儿童动作的发展先从头部和躯干的动作开始，然后发展双臂和腿部的动作，之后是手的精细动作。

（4）大小规律。儿童动作的发展，先从出现大动作（如抬头、翻身、坐、爬、走、跑、跳、踢等）开始，而后学会比较精细的动作（如吃、穿、画画、剪纸、玩积木、翻书、穿珠子等）。

（5）无有规律。婴儿最初的动作是无意的，以后越来越多的动作是受到心理的有意支配。

3. 生长发育的速度呈现波浪式的变化

学前儿童身体生长发育是快慢交替的，因此生长发育速度曲线不是随年龄呈直线上升，而是呈波浪式上升。在整个发育期间，全身的大多数器官、系统有两次生长突增高峰，第一次是在婴儿期，第二次是在青春发育初期，而且女性比男性一般早两年出现。无论是身长还是体重，在出生后第一年都是增长最快的。2岁以后，小儿的身高、体重增长速度逐渐缓慢，并保持相对稳定，平均每年身高增长4～5厘米，体重增加1.5～2千克。直到青春期再出现第二次生长发育高峰。

人体各部分的增长幅度、生长速度是不一样的。一个人从出生到发育成熟，头部增大了约1倍，躯干增长了约2倍，上肢增长了约3倍，下肢增长了约4倍。从人体整个形态上看，从新生儿时期的较大的头颅、较长的躯干和短小的双腿，逐步发展为成人时较小的头颅、较短的躯干和较长的双腿。

4．生长发育不均衡但统一协调

人体肌肉、骨骼、心脏、血管、肾、脾、呼吸器官、消化器官等的生长发育规律与身高体重一样，即出生后第一年最快，以后逐渐减慢，到青春期出现第二次生长发育高峰，以后生长发育速度再次缓慢，直到发育成熟。

脑、脊髓、视觉器官以及反映脑大小的头围等只有一个生长突增期，而没有青春期第二次生长突增。大脑在胎儿期和出生后发育一直是领先的，出生时的脑重已达到成人脑重的25%左右，而同期体重只是成人体重的5%左右；6岁时脑重已相当于成人脑重的90%左右。幼儿由于大脑发育迅速，各种身体机能、语言发展和动作发展也是比较快的。

各系统的发育是不均衡的，但机体的生长发育是统一协调的，各个系统的生长发育并非孤立地进行，而是互相影响、互相适应的。因此，任何一种对机体作用的因素，都可能影响到多个系统。例如，体育锻炼能增强心肺功能，促进消化吸收，并有益于骨骼生长。

5．生长发育具有个体差异性

学前儿童生长发育有一般的规律，但由于遗传、性别、环境、教养等因素，每个儿童无论是身体的形态还是机体的功能，都存在着广泛的个体差异，呈现出高矮、胖瘦、强弱、智愚的不同。体格上的个体差异在生长突增期间增长幅度最大。即使是在同性别、同年龄的群体中，每个儿童的发育水平、速度（发育到成熟的时间）等方面也各不相同，同卵双生子之间也有差别。

四、婴幼儿的动作发展特点与照护

动作发展是婴幼儿生长发育的重要标志，也是其生存和发展不可缺少的基本能力，婴幼儿有强烈的运动欲望。婴幼儿的运动能够带动肌肉活动，促进新陈代谢和各个器官的正常发育，其神经系统也会传递各个感官接受信息，有利于增强婴幼儿的体质，提高健康水平；还有利于增进婴幼儿的感觉运动能力，发展身体意识能力，增进身心发展。

婴幼儿照护的首要任务是保障婴幼儿身体健康。新生儿无法移动自己的身体，无法自己去寻找食物，更无法离开成人而独自在社会中生存。婴幼儿时期其自我保护、自我照料的能力以及知识经验等都比较缺乏，必须依赖成人来生存和生活。

（一）婴幼儿的动作技能

动作技能又称运动技能，是指人体运动中掌握和有效地完成专门动作的一种能力。概括地说，运动技能是人体在运动过程中通过学习而获得的运动方式。这种能力包括大脑皮质主导下的不同肌肉间的协调性。换言之，动作技能是指在准确的时间和空间里大脑精确支配肌肉收缩的能力。这需要用精确的力量和速度依照一定的次序和时间去完成所需的动作。运动技能的发展和提高有赖于人们对人体机能客观规律的深刻认识和自觉运用。

婴幼儿的动作发展包括躯体和四肢的动作发展。动作和心理有着密切的关系，人的活动是在神经系统特别是大脑的支配下通过动作来完成的。动作发展在一定程度上反映大脑皮层神经活动的发展，特定的运动方式可以使整个脑部神经"串联起来"，动作发展是测量婴幼儿心理发展水平的一项重要指标。

婴幼儿的抓、触碰、爬、走、伸手拿东西、推、拉、转等动作能锻炼婴幼儿的手眼协调和前庭动作能力；婴幼儿转圈、保持平衡、翻筋斗、做操、跳舞、摇摆、滚动等对提高其平衡能力、运动能力、写作能力、阅读能力、运动协调能力非常有益。

家长通过抚摸、拥抱婴幼儿或与婴幼儿一起做运动游戏，可以帮助婴幼儿建立安全感和信心，学会与人交流及社会合作技巧。

（二）大动作与精细动作的发展

婴幼儿的运动技能一般分为大动作和精细动作，大动作和精细动作是同步发展的。1~2岁是婴幼儿从大动作到精细动作基本掌握至熟练的阶段。2岁以后，随着行走技能的熟练，婴幼儿不仅能够自由、随意行走，还能独立进餐、手握画笔涂鸦等。

1. 大动作的发展

大动作是指涉及全身大肌肉的动作，如翻身、坐、爬行、跑、跳、钻、投掷等。婴幼儿时期大动作主要是姿势控制技能、位移技能的发展。

（1）婴幼儿姿势控制技能的发展。姿势技能是指人能保持身体平衡，并在环境中维持一个特定的身体方位的能力。婴幼儿时期的姿势控制技能主要有头部控制（抬头）、坐、爬、站立和行走等技能。

① 抬头。新生儿的颈肌完全无力，在从仰卧位扶至坐位时颈肌仅有短暂的张力；1个月，随着婴幼儿后颈部肌张力增强，俯卧时能仰头，下颏能短暂地离开床面抬起；2个月，下颏可离床面45°；3个月，下颏和肩均可离床面45°～90°，上肢可支撑起部分体重，胸能离开床面；4个月，胸位能离床面，面部与床面呈90°。

② 坐。新生儿扶至坐位时头完全下垂；1~2个月，由于婴幼儿腰肌无力，扶坐时背脊形成半圆形；3个月，腰呈弧形，抬头能达数秒；4个月，坐时头不再后垂，坐位时摇晃躯体，头随之摇摆不定，这时背部仅在腰部出现弯曲；5个月，依倚而坐时能直起腰部，头不再摇摆不定；6个月，能通过拉手从仰卧位坐起，能自己用手向前撑着坐，可坐在婴儿车或有围栏的椅子上；7个月，可以独坐，但有时两手向前支撑；8个月，不用手支撑可独坐；9个月，能坐稳，往前方倾斜时能保持平衡而不倒；10~11个月，能坐得很稳，并能改变姿势，可由坐位改成俯卧位，或由俯卧位改成坐位；12个月，在坐位时能左右转身去取物而不跌倒。

③ 爬。新生儿俯卧时有反射性匍匐动作；1个月，婴幼儿在前庭扶正反射及上肢支撑反射的作用下能用肘撑起身躯，并交替向前伸手试图抓取手不能及的物体，这是匍匐动作的开始；2个月，能在俯卧位交替踢腿；3~4个月，可用肘支撑上身达数分钟之久；6~7个月，能用手支撑胸腹使身体离开床面，有时能在原地转动；8~9个月，能用上肢往前爬；1岁，可手膝并用，少数喜用手及足撑起全身爬或坐着滑动臀部向前移动；1岁半，会爬台阶。

④ 站立和行走。新生儿可引出踏步反射；2~3个月，当扶至立位时，髋、膝关节弯曲；6个月，呈立位时，两下肢可支持体重；7个月，扶站时，能高兴地蹦跳；9个月，可独站；11个月，独走几步较稳，可作蟹行，搀着两手能向前走；13个月，能独立走，但两下肢分开，两脚横向的距离比较大，每步距离大小、方向不一致，肩部外展，肘弯曲；15个月，能爬楼梯（需用双脚去踏），可自己站起，站得很稳，绕物体、转弯时还不灵活，行走时不能突然止步，能拾起地上的东西而不跌倒；2岁左右，步态较稳，但仍需眼的协调；2~3岁，能跑，不能迅速起步及停止，上台阶时可一步一个台阶。

（2）婴幼儿位移技能的发展。

① 爬行。爬行是婴幼儿在俯卧状态下手臂和腿交互动作达到位移的一种技能。成熟的爬行是手膝交替成对角线爬行。大约9个月时，婴儿会用手膝爬行，头颈抬起，胸腹部离开地面，最后发展成用两臂和两腿均伸直用手和脚爬行。

② 行走。婴幼儿行走动作的发展一般开始于出生后的11个月左右，到3岁时才能真正协调地行走，而行走的成熟模式到7岁以后才能完全形成。

③ 跑步和跳跃。跑步和跳跃是位移技能的高级形式。约1岁半，婴幼儿能两足交替走下台阶，也能用一脚跨过高度低的障碍物；2岁，能并足下一级台阶，也能并足往前跳一步及原地跳跃；3岁，能用一脚跳过高度低的障碍物；2岁半~3岁半，能用单脚向前连续跳1～3步。

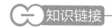

婴幼儿大运动发展的顺序及年龄

大运动发展项目	开始月龄	常模月龄	发展较晚月龄
俯卧时抬头看东西	0	1.8	4
俯卧时抬头45°	1	2.7	4
俯卧时抬头90°	1	3.7	6
独坐时头不滞后	2	4.5	6
独坐时头前倾	2	4.5	6
扶双手站时腿部能支持一点重量	2	4.8	6
翻身	2	5.5	7
俯卧时前臂支撑	2	5.6	7
扶着腋下站时腿一蹬一蹬	3	6.6	8
在小车内坐着玩玩具	4	6.7	9
独坐	5	7	8
俯卧打转	3	7.5	10
爬	5	9	12
自己站起来	7	9	12
独站片刻	5	9.8	11
从站位到坐位	6	10	12
扶双手可以迈步	6	10.7	12
扶栏可以走来走去	7	10.9	14
扶一只手可以走	9	11.8	14
独站	8	11.9	14
开始走1~2步即倒入大人怀里	10	13.3	14
较稳地独自走几步	11	14.8	16
不扶东西可自己蹲下	12	15	18
独自走路	12	15	16
独自走路较稳	14	17.3	19
扶栏上楼一阶一阶走	13	17.5	19
抱着玩具走	13	18.2	26
踢球但无方向	13	18.8	22
跑几步但不稳	14	19.3	20

大运动发展项目	开始月龄	常模月龄	发展较晚月龄
不扶栏上台阶1~2级	16	19.5	20
自己上下床	11	20.5	22
踢球较准	16	21.5	23
跑5~6m	16	21.5	23
有意识地跳但脚不离地	16	24	28
不扶栏独自上楼2~3级	21	26	28
独脚站1~2s	20	26.7	30
会双脚跳离地面	21	26.8	30
模仿做两三个动作	21	27.6	31
双脚跳远	18	28.1	31
独立不扶栏下楼2~3阶	22	28.5	30
独脚站5~10s	21	29	32

注：开始月龄为最初达到某个项目的月龄，常模月龄为85%的孩子达到某个项目的月龄，发展较晚月龄为最晚达到某个项目的月龄。

2. 精细动作的发展

精细动作是指与手有关的动作行为。婴儿最典型的精细动作是伸手够物和抓握物体。伸手够物动作的技能核心是手眼协调，是眼部视觉指挥手部动作的发展。婴儿精细动作发展的核心是双手配合操作物体，表现在使用工具、书写、绘画和生活自理能力等方面。

（1）抓握动作的发展。抓握动作是在新生儿抓握反射的基础上发展起来的。抓握动作是基本的手部动作，是各种复杂的工具性动作发展的基础。

大约从3个月起，婴儿开始了一种不随意的手的抚摸动作，经常无意地抚摸被褥、亲人或玩具。这是一种自发动作，具有刻板性和盲目性。大约到5个月，婴儿开始发展起自主随意的抓握动作，但是拇指和其余四指还不能对握，即"满手抓"。6个月以后，手的动作有了进一步的发展，主要表现为：学会拇指和其余四指对立的抓握动作，抓握动作过程中的眼手逐渐协调，开始学习分析隐藏在物体中的复杂属性和关系等。抓握动作的发展是逐渐由最初的肩、肘部的活动发展为成熟阶段的指尖活动的过程。一般到9个月时，婴儿能够根据视觉信息调整动作，做到以食指与拇指相对的钳捏式抓握小物体，手部动作具备了成熟模式的基本要素。

📖 拓展阅读

4～13个月婴幼儿抓握动作发展的九大阶段

婴儿抓握动作的发展是逐渐由最初的肩、肘部的活动发展为成熟阶段的指尖活动的过程。有学者以婴儿抓握一个立方体为例，具体描述了4～13个月婴幼儿抓握动作发展的过程，可以分为以下九大阶段。

第一阶段：在约4个月大时，婴儿够不着立方体。

第二阶段：在5个月初时，婴儿能碰触到立方体，但不能抓握。

第三阶段：被称为原始抓握，发生在5个月末，婴儿用手臂圈住立方体，然后再在另一只手或者胸部的支撑帮助下使立方体离开支持表面；但这一动作过程中手指的精细动作运动不占据主要地位，并不是真正意义上的抓握动作。

第四阶段：约6个月大时，婴儿已经有真正意义上的抓握动作，能够弯曲手指包住立方体，然后用手指的力量稳稳地抓住立方体。

第五阶段：约7个月大时，婴儿的动作形式与第四阶段的动作非常相似。不同的是，婴儿这时手指的力量已能克服重力的作用而使立方体离开地面。婴儿在抓握时，其拇指保持与其他四指平行，同时用力抓握立方体。

第六阶段：婴儿表现出初步的对指能力，即抓握过程中拇指的指腹与其他四指的指腹相对。

第七阶段：婴儿约8个月大时，抓握过程中，婴儿的手在立方体一侧放下，拇指接触立方体的一个平面，食指、中指接触与拇指所在立方体的平面平行的另一个平面，然后在三个手指的共同作用下抓起正方体。

第八阶段：婴儿8～9个月大时，抓握时拇指与食指相对，可用两个手指抓起立方体。

第九阶段：区别在于前八个阶段抓握的动作中使用全部手指的情况，13个月左右的婴儿可以拇指与食指、中指相对，用指尖抓起立方体。

由以上九个阶段可知，婴幼儿从不成熟的抓握模式发展到成熟的对指抓握模式，要经过一个复杂的过程。

（2）伸手够物的发展。伸手够物是婴幼儿动作发展的里程碑。婴儿要想获得物体，抓握物体只是动作任务的一部分，主要的是能够让手接触到物体，这就是伸够动作。伸够动作的核心就是眼部视觉指挥手部动作并能跟随物体。伸手够物的动作一般经历三个阶段，即前伸够阶段、成功伸够阶段、熟练伸够阶段。

①前伸够阶段。在新生儿期，新生儿就有挥舞手臂的动作，满月以后逐渐出现了由视觉信息引发的向前伸够动作。这些动作很快，轨迹为抛物线。动作很快但不能成功地接近目标物，也没有任何抓握动作，挥舞的手或者是张开的，或者是握成拳头状。

②成功伸够阶段。3～4个月时，婴儿的前伸够动作逐渐消失，开始表现出成功伸够动作。在这个时候，婴儿能够拿到放在身体附近的物体，但伸够动作还不够流畅，动作轨迹呈锯齿状；伸够动作和抓握动作还不能整合，表现为手臂先运动，接近物体时才张开手指抓握物体。

③熟练伸够阶段。婴儿成长到9个月以后，进入熟练伸够阶段。这一阶段的婴儿能够流畅并准确地拿到物体，伸手和抓握动作协调一致，成为一组完整动作。1岁以后，婴幼儿能够熟练地捡起视野之内的物体并成功送进嘴里。

（3）双手协调动作。双手协调动作是在婴儿的对称动作逐步消失后才出现的。婴幼儿在真正的双手协调之前，任何动作都往往是双臂或双手对称的。不对称的双手协调一般要到1岁左右才开始出现。

婴幼儿精细动作发展顺序及年龄

精细动作项目	开始月龄	常模月龄	发展较晚月龄
手中玩具拿一会儿即掉	0	1.5	3
乱敲打手中的玩具	1	2.7	4
抓住自己的衣服、被角不放	1	2.8	4
明确注视手中的玩具	2	4.5	6
大把抓玩具	3	6.9	8
会用手空挠桌面	3	7.5	8
用手弄倒桌面上的东西	4	7.5	9
可把大米花弄倒	4	7.5	8
会撕纸	4	8	11
拇指他指抓握	5	8.5	11
拇指食指抓握	6	9	11
有意将玩具放手	5	10.3	10
会把小丸放入瓶中	9	13.5	15
翻书一次5~6页	11	15.5	16
用手掌握笔乱画	11	16.8	19
有握笔姿势但不正确	16	18.8	22
翻书一次2~3页	16	19	22
用鱼线穿扣洞，但不会玩儿	16	21.5	24
会折纸2~3折	16	22.8	24
手握笔姿势正确	16	23.6	24
会一手端碗吃饭	21	24.6	26
用鱼线穿扣洞，会玩儿	21	24.6	26
用积木搭桥	21	24.8	27
会一页一页翻书	18	24.8	26
折纸有边角	21	30.6	33
会在水龙头下自己洗手、冲手	21	30.7	33

注：开始月龄为最初达到某个项目的月龄。常模月龄为85%的孩子达到某个项目的月龄。发展较晚月龄
为最晚达到某个项目的月龄。

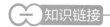

早期发展模块——幼儿照护考核标准

一、考核指导

（1）不同考核内容提供的备品不同；

（2）实施考核标准相同。

二、实施考核标准

每项操作的评分标准包括评估、计划、实施、评价四个方面的内容，总分为100分。每一项测试时间均为40分钟，其中熟悉活动方案25分钟，环境、用物准备5分钟，操作时间为10分钟。

考核内容		考核点	分值	评分要求	扣分	得分	备注
评估（15分）	幼儿	1. 经验准备	2	未评估扣2分，不完整扣1~2分			
		2. 精神状况良好，情绪稳定	2	未评估扣2分，不完整扣1~2分			
	环境	1. 干净、整洁、安全、温度和湿度适宜	2	未评估扣2分，不完整扣1~2分			
		2. 创设适宜的活动环境	2	未评估扣2分，不适宜扣1~2分			
	照护者	着装整洁，适宜组织活动；普通话标准	2	不规范、不标准扣1~2分			
	物品	具体活动实施相关的玩教具及材料准备齐全，干净、无毒、无害	5	未评估扣5分，不完整扣1~2分			
计划（5分）	预期目标	口述活动目标	5	未口述扣5分，不完整扣1~5分			
实施（70分）	活动要求	1. 能准确把握活动方案的意图，完成教学任务，达成教学目标	10	未达成扣10分			
		2. 教学思路清晰，各环节过渡自然，时间分配合理	15	依欠缺程度扣3~15分			
		3. 教学语言简洁流畅，用语准确，有启发性和感染力，有利于激发幼儿主动学习的兴趣	15	不合适扣1~15分			
		4. 操作时动作规范	10	不合适扣1~10分			
		5. 教态自然大方，生动活泼，有亲和力	5	不规范扣1~5分			
		6. 活动过程中具有一定的安全意识	5	欠缺扣1~5分			
		7. 流畅地组织、完成活动	2	不流畅扣1~2分			

考核内容		考核点	分值	评分要求	扣分	得分	备注
实施 （70分）	活动评价	1. 记录课堂中每个幼儿的表现并进行评价	3	未完成扣3分，不完整扣1~3分			
		2. 与家长沟通幼儿表现，并进行指导	3	未完成扣3分，不完整扣1~3分			
	整理	整理用物，安排幼儿休息	2	未整理扣2分，整理不到位扣1~2分			
评价 （10分）		1. 态度亲切，活动实施过程动作轻柔、有耐心、关爱幼儿	5	对动作不够轻柔扣5分，态度不亲切、无耐心扣5分			
		2. 与幼儿有良好的互动，能及时给予肯定和鼓励	5	没有互动扣5分，互动不恰当扣1~5分			
总分			100				

模块三　学前儿童身体健康的评估

学前儿童身体的生长发育是衡量其健康状况的一个重要指标。了解学前儿童身体生长发育评价指标正确的测量方法，并与发育正常标准数进行分析比较，就能对学前儿童身体生长发育状况做出正确评价，并以此作为评估学前儿童身体健康状况的依据。

一、学前儿童生长发育的评价指标

评价学前儿童生长发育状况的指标包括形态指标和生理功能指标等。

（一）生长发育的形态指标

生长发育的形态指标是指身体及其各部分在形态上可测出的各种量度，比较重要和常用的形态指标是身高（身长）和体重。

1. 身高（身长）

身高（身长）是指人体站立时，颅顶到脚后跟的垂直高度，是基本的形态指标，常被用以表示全身生长的水平和速度。身高（身长）方面的表现个体差异比较大。

刚出生时，新生儿的身长平均为50cm；0~6个月增长最快，平均每个月增长2.5cm；7~12个月时平均每个月增长1.5cm；12~24个月时增长速度减慢，平均每年增长10cm；24个月时小儿的身高约为85cm。

3岁前的幼儿，由于站立不稳或难以保持安静，测量者可让幼儿取仰卧位测量身高（身长）。测量时，测量者可让幼儿平躺在桌上或木板床上，在桌面或床沿放上一把卷尺，然后在其头顶和足底分别放上两块硬纸板，测量两块硬纸板之间的距离，所测得的数据即幼儿的身高（身长）。测量幼儿的身高（身长）时，测量者应注意放在幼儿足底的硬纸板一定要紧贴其足底，且与卷尺保持垂直，而不能只贴在脚尖处，否则会使测得的身高稍微大于其实际身高。

2. 体重

体重是指人体各器官、系统、体液的总重量，在一定程度上反映了幼儿骨骼、肌肉、皮下脂肪和内脏的重量及其增长的综合情况。体重与身高相结合可用于评价机体的营养状况和体型特点。

新生儿的体重平均为3kg，出生后3个月的体重为出生时的2倍。婴儿期是婴儿体重增长的第一个高峰期，体重增长较快。0～6个月婴儿的体重平均每个月增加0.7～0.8kg；7～12个月婴儿的体重增长量减少，为平均每个月0.25kg；满12个月时，婴儿的体重大约是出生时的3倍。

出生后的第2年，婴儿的体重增长速度减慢，全年平均增加2.5kg，满24个月体重达到出生时的4倍。24个月以后，幼儿体重稳步增长，年增长平均为2kg，直到青春期。

学前儿童体重测量的常用工具是磅秤或电子秤。测量前，测量者应让幼儿排空大小便，脱去其外衣、鞋袜，使幼儿站或坐在放平的电子秤中央，不摇动或接触其他物体，准确读出测量数值，以千克为单位，记录小数点后两位。

【1+X 幼儿照护等级职业技能考试（中级）·考点练习】

生长发育指标测量

★任务情境

幼儿园定期为幼儿进行生长发育的指标测量。

问题：教师应如何测量学前儿童的生长发育指标？

幼儿照护模拟房间提供以下备品。

名称	备品	要求
实施环境	理实一体化多媒体教室、无线网络	干净、整洁、安全、温度和湿度适宜，实时在线观看线上学习资源
设施设备	照护床、椅子、幼儿仿真模型	无损坏、松动
物品准备	身高体重测量仪、软尺、签字笔、记录本、消毒剂	照护者自备工作服、帽子、口罩、发网、挂表
人员准备	照护者具备处理幼儿生长发育指标测量的操作技能和相关知识	照护者着装整齐

请写出具体实施步骤。

（一）评估

项目	要求	得分	备注
幼儿			
环境			
照护者			
物品			

（二）计划

序号	内容	得分
1		
2		

（三）实施

序号	内容	得分
1		
2		
3		
4		

（四）评价

序号	内容	得分
1		
2		

3．头围

头围是指经眉弓上方、枕后结节绕头一周的长度。头围能反映颅骨和脑的大小以及发育情况，是反映幼儿脑发育的重要指标，也是脑积水、小头畸形等的主要诊断依据。

儿童出生时，头围已达到成人头围的65%左右；10岁时的头围则达到成人头围的95%以上。新生儿头围的平均值为34cm，12个月时头围的平均值为45cm，24个月时头围的平均值为47cm，36个月时头围的平均值为48cm，之后增长速度缓慢。所以，24个月以内，对头围的监测尤为重要。

学前儿童头围的测量取坐位或立位均可。测量者将软尺零点固定于幼儿头部右侧眉弓上缘处，软尺紧贴皮肤向后经枕骨粗隆最高处及左侧眉弓上缘，然后回至零点，对长发者应将头发在软尺经过处向上下分开，使软尺紧贴头皮，记录小数点后一位。

4．胸围

胸围是指沿乳头下缘经肩胛骨下缘绕胸一周的长度。胸围反映胸廓的容积以及胸部骨骼、胸肌、背肌和脂肪层的发育情况，是人体宽度和厚度最具代表性的指标，在一定程度上表明身体形态及呼吸器官的发育状况，也可反映体育锻炼的效果。

新生儿胸围的平均值为32cm，比头围小1~2cm；12个月左右时胸围与头围大致相等；12个月以后胸围则超过头围。

学前儿童胸围的测量，3岁以下的婴幼儿取卧位，3岁以上的学前儿童取立位，均不能取坐位。测量时，幼儿两手自然下垂或平放，测量者用右手拇指将软尺零点固定在幼儿右侧胸前乳头下缘，向后经两肩胛骨下缘，经身体左侧回至身体前部的左侧乳头下缘，再回至零点，取平静呼气、吸气时的中间读数。

（二）生长发育的生理功能指标

生长发育的生理功能指标是指身体各系统各器官在生理功能上可测出的各种量度。生理功能指标有助于人们对学前儿童的生长发育状况进行全面评价。

1．心率与脉搏

心率是指心脏搏动的频率，其反映心脏的生理功能是否正常。脉搏是指心脏收缩时，由于心脏排出的血液流入动脉，使动脉内形成的搏动。婴幼儿年龄越小，心率越快，且脉搏易加速。

（1）心率。婴幼儿处于体力活动、哭闹或精神紧张状况时，心率会明显增加。因此，学前儿童心率的测定最好在其睡眠或安静时进行，检查心率采用的听诊器应放在心尖部听诊，一般同时听心律、心脏杂音等。

（2）脉搏。脉搏的个体差异很大，容易受体力活动和情绪变化的影响，因此应在学前儿童安静时进行测量。

脉搏的测量方法为：取连续3个10秒的脉搏数，其中两次相同并与另一次相差不超过脉搏数"1"时，可以认定是安静状态的脉搏，然后以1分钟的脉搏数做记录。检查脉搏时，一般触摸桡动脉，平放于桡动脉近手腕处触摸脉搏、脉率。

一般情况下，脉率与心率是一致的，但在某些心律失常的情况下，如期前收缩等，可因心排血量过少而导致周围血管不能出现脉搏，此时脉率小于心率。

2. 血压

血压是反映心血管系统功能的另一个重要指标。

血压容易受活动、情绪紧张、体位变动等因素的影响。在测量前，测量者应使学前儿童静坐休息10分钟，测量其安静时的血压，一般测量右臂血压。测量时所用的袖带宽度，应根据年龄不同的而异。7岁以下学前儿童常用8cm宽的袖带。

3. 肺活量

肺活量是指受测者在深呼吸后，能够呼出的最大空气量，它在一定程度上代表了呼吸肌的力量和肺的容量及其发育状况。

测量肺活量常使用湿式肺活量计。测量时，受测者取立位，做一两次扩胸动作或深呼吸后尽力深吸气，吸满后再向肺活量计的吹嘴尽力深呼气，直到不能再呼气为止。此时，测量者立即关闭进气管的开关，待浮筒平稳后读数。测量者应对每位受测幼儿测量3次，按最大数记录，单位为毫升。

生理功能指标包括许多方面，有助于全面评价学前儿童的生长发育状况。例如：握力、拉力、背肌力是反映骨骼肌肉系统状态的基本指标；肺活量、呼吸频率是反映呼吸系统功能的基本指标；心率、脉搏和血压是反映心血管系统功能的基本指标；最大耗氧量是反映心血管和呼吸系统功能的综合指标。

💡 【1+X 幼儿照护等级职业技能考试（中级）·考点练习】

生命体征的测量

★任务情境

青青在幼儿园忽然发热、呼吸急促、哭闹不止、烦躁不安，老师急忙抱起青青送到医务室。

问题：教师应如何对幼儿进行前期检查？

幼儿照护模拟房间提供以下备品。

名称	备品	要求
实施环境	理实一体化多媒体教室、无线网络	干净、整洁、安全、温度和湿度适宜，实时在线观看线上学习资源
设施设备	照护床、椅子、幼儿仿真模型	无损坏、松动
物品准备	体温计、弯盘、纱布、有秒针的表、血压计、听诊器、签字笔、记录本、消毒剂	照护者自备工作服、帽子、口罩、发网、挂表
人员准备	照护者具备生命体征测量的操作技能和相关知识	照护者着装整齐

请写出具体实施步骤。

（一）评估

项目	要求	得分	备注
幼儿			
环境			
照护者			
物品			

（二）计划

序号	内容	得分
1		
2		

（三）实施

序号	内容	得分
1		
2		
3		
4		

（四）评价

序号	内容	得分
1		
2		

（三）生长发育的其他体格评价指标

1. 视力

视力检查在眼部检查中占重要地位。3岁以下婴幼儿的视力可用客观观察的方法粗略地测查；3～5岁的学前儿童能够配合做一定的视力检查，可用儿童形象视力表来测查；5岁以上的学前儿童可用国际标准视力表或对数视力表、儿童图形视力表等测查视力。

国际标准视力表分为远视力检查表和近视力检查表。一般先测远视力，对远视力低下的儿童应做近视力检查。检查前，检查者要为幼儿讲解识别视标的方法，要求幼儿不眯着眼睛看视标，不要用被罩着的眼睛偷看；在遮盖眼睛时不可加压，如有视物模糊，则可休息1～2分钟。

（1）远视力检查。远视力的检查方法为：视力表悬挂高度其1.0行视标应与大多数受检者的眼睛同高；采光良好；受检者与视力表的距离为5m。检查时，受检者一般采用坐姿。检查者可先指1.0行视标，根据受检者的辨认情况适当地向上移或向下移。指点棒应点在每个视标正下方0.5～1.0cm处。辨认每个视标平均用3～5s，应将四个不同方向的视标都检查到。如被检查者能看清1.0行的全部视标，证明视力已达正常标准，不足1.0者视为非正常视力。

（2）近视力检查。近视力的检查方法为：把近视力表放在眼前30cm处，如能看到1.0或1.0以上的视标，则为近视力正常。其他要求同远视力检查。

2. 听力

听力检查也称测听，是通过测查声刺激所引起的反应来了解幼儿听觉功能状态的方法。最常用的听力检查有主观测听法中的耳语检查法和秒表检查法。

（1）耳语检查法。耳语检查法是以听语音为主的简单易行的测听方法，但只能测知听力的一般情况，而不能准确鉴别听力减退的程度。

（2）秒表检查法。秒表检查法为测验听力的一种简单方法，可用以估计听力减退程度。检查时以能听到表声的距离为判断听力的依据。事先应测定正常耳能听到表声的距离作为正常听力标准，一般以不大于1m距离能听到声音为佳。检查时，环境必须处于安静状态。

3. 微量元素

微量元素一般指含有小于体重0.01%的矿物质，对幼儿的生长发育起着不可或缺的作用。我国幼儿比较容易缺乏铁、碘和锌。目前，比较常见的微量元素检测法包括血液检测法和头发检测法两种。

（1）血液检测法。血液检测微量元素比较准确，但需要2～3mL静脉血。如果只采用一滴血，最多只能检测血红蛋白一类的基本指标。

（2）头发检测法。头发检测比较方便，但是采样方式很重要。检测头发的正确方式是在头发没有被污染的情况下，在脑后贴着头皮剪下一撮头发，靠近头皮1～2cm的那一段最准确，剪的发量要多一些。

4. 血红蛋白

血红蛋白（Hb）是红细胞的主要成分，测定Hb能较好地反映贫血的类型和程度。Hb的平均正常值为：出生后2个月为150g/L，出生后3个月为111g/L，出生后6个月为123g/L，出生后12～24个月为118g/L，4～5岁为134g/L。

📖 拓展阅读

影响儿童生长发育的因素[1]

影响儿童生长发育的因素包括饮食因素、遗传因素、疾病因素、运动因素等。

（1）饮食因素。通常情况下，合理均衡的膳食营养对儿童生长发育比较重要，如果儿童在日常饮食中挑食、偏食，导致机体营养物质摄入不足，很容易影响正常的生长发育。

（2）遗传因素。儿童生长发育可能会受到基因遗传的影响而存在差异。比如：如果父母亲个头高，其儿女的个头也相对偏高；如果父母的个头偏矮，其儿女的个头也会比较矮。

（3）疾病因素。如果儿童出现先天性甲状腺功能减退症或者因生长激素缺乏，会造成儿童生长发育迟滞，限制儿童正常的生长发育。

（4）运动因素。如果儿童经常运动，可以提高身体的抵抗力和免疫力，多运动可促进骨骼发育，让身体长高。

二、学前儿童生长发育评价的基本要求和方法

生长发育的标准都是相对的、暂时的，只能在一定地区和一定的时间内使用。这是因为学前

---

[1] 资料来源：杏林普康. 张忠浩主任医师. 儿科. 首都医科大学附属北京友谊医院，影响儿童生长发育的因素。

儿童生长发育过程始终受遗传和环境的影响，致使不同地区的学前儿童的生长发育水平有一定的差别。各地区卫生事业的状况以及营养水平不同，学前儿童生长发育水平会有显著差异。因此，学前儿童生长发育标准只能在一定地区和一定的时间内使用。

（一）学前儿童生长发育评价的基本要求

1. 有可用的生长评价的参考值

要对学前儿童生长发育做出比较客观和正确的评价，就必须要有一个可供使用的评价参考值或参照标准。目前我国儿童参数的参考标准是WHO推荐的美国国家卫生统计中心（NCHS）制定的参考值和我国卫健委发布的全国调查的中国九大城市学前儿童体格发育数据。

2. 有科学的生长发育评价标准

体格生长评价一般是通过对照某些生长发育标准进行的，如离差法等级评价标准、百分位数法等级评价标准等，以对个体学前儿童或群体学前儿童进行判断，从而做出生长发育和营养状况评价。

3. 有准确的测量用具和统一的测量方法

学前儿童个体的前后发展比较与学前儿童之间的比较必须有准确的测量工具和统一的测量方法，只有准确地测量各项生长发育指标，才能对学前儿童前后发展和学前儿童之间做出比较。

4. 横向观察和纵向观察相结合

对学前儿童的生长发育评价不能仅仅根据一次测量的结果和评价下结论，必须定期、连续地进行体格检查、动态观察，才能客观、正确地反映学前儿童的生长发育水平。

（二）学前儿童生长发育的评价方法

我国常用的评价学前儿童生长发育的方法有均值离差法、百分位数法和曲线图法。

1. 均值离差法

均值离差法是用生长发育指标的均值为基准值，以标准差为离散度，来划分评价等级的方法。评价时，评价者将个体该发育指标的实测值与同年龄、同性别相应指标的发育标准进行比较，以确定发育等级。国内常用的是五等级评价标准。

在一般生长发育评价中，身高和体重是最常用的指标。个体的身高、体重在判定标准均值±2个标准差范围内（约占儿童总数的95%）均可视为正常。但是，在均值±2个标准差外的个体不能据此定为异常，需定期连续观察，结合其他检查，慎重做出结论。个体的体重有升有降，易受内、外环境的影响。若学前儿童的体重连续数月下降，则应先排除疾病的影响再评价营养状况。

均值离差法的优点是方法简单，易掌握，可较准确、直观地了解个体儿童的发育水平高低。评价集体儿童时，所得结论不受两群体内部成员性别、年龄等差异限制。这是因为尽管两群体的成员组成不同，但评价时各个体都是按该指标各自的年龄、性别评价标准进行的；换言之，群体的等级百分数建立在个体等级评价的基础之上。均值离差法的不足之处是只能对单项指标进行评价，无法准确判断发育匀称度，而且其变化趋势在动态观察中不够直观。

2. 百分位数法

百分位数法有多种表示方法，其中以百分位数法和曲线图法的使用最为广泛。百分位数法的原理、应用过程与均值离差法相似，但基准值（P_{50}）和离散度（P_3、P_{25}、P_{75}和P_{97}等）均以百分位数表示。其优点是无论指标是否呈正态分布，都能准确显示其分散程度。

目前，利用百分位数法和曲线图法结合制成的身高、体重、BMI等指标的百分位数曲线图已成为目前世界卫生组织和许多国家用以评价儿童生长发育现状和发展趋势的主要标准。评价时，评价者只需找到个体身高或体重在图上的位置，即可评价发育现状。根据所处范围描述结果，如位于$<P_3$、$P_3 \sim P_{25}$、$P_{25} \sim P_{75}$、$P_{75} \sim P_{97}$或$>P_{97}$范围内，分别相当于"下""中下""中""中上"和"上"等。百分位数法形象直观，反映发育水平准确，便于动态观察。

百分位数法的缺点与均值离差法相同：制定标准时对样本量的要求较高。若各性别–年龄组人数不足150人（青春期不足200人），则制成的标准曲线两端（P_3、P_{97}）值摆动较大，直接影响标准的应用价值。

⚙️ 知识链接

均值离差法和百分位数法五等级评价标准

评价等级	均值离差法	百分位数法
上等	大于均值2个标准差	大于第97百分位
中上等	均值加1~2个标准差	第75~97百分位
中等	均值到均值正负1个标准差	第25~75百分位
中下等	均值减1~2个标准差	第3~25百分位
下等	小于均值减2个标准差	小于第3百分位

3. 曲线图法

曲线图法是离差法中另一个常用的评价方法。制作曲线图时，将某地不同性别同一年龄组某项发育指标的均值、均值±1、±2个标准差分别点在坐标图上（纵坐标为指标值，横坐标为年龄，男女各一），然后将各年龄组位于同一等级上的各点连成曲线，即制成该指标的发育标准曲线图。若连续几年测量某儿童的身高或体重，将各点连成曲线，则既能观察出该儿童的生长发育现状，又能分析其发育速度和趋势。

以身高为例，若个体的测量值在均值±1个标准差内可评价为发育中等；均值+1~+2个标准差之间者可评价为发育中上等；在均值–2~–1个标准差之间者可评为发育中下等；在均值+2个标准差以上者可评为上等；而均值–2个标准差以下者可评价为下等。如上文所述，在均值±2个标准差以外的儿童，不能一概评价为不正常，应连续观察其发育动态，判断其发育曲线是趋向好转还是趋向恶化，再做出正确判断。

曲线图法应用广泛，具有以下优点：

（1）方法简单、结果直观、使用方便。

（2）能描述儿童的发育水平等级。

（3）能追踪观察儿童某指标的发育趋势和速度。

（4）能比较个体和群体儿童的发育水平。

曲线图法的不足之处是不同性别的每一个发育指标都要做一张图，也不能同时评价几项指标，分析比较发育的匀称度。

【实训】

一、粗大动作发展活动

练习任务：指导9个月的乳儿进行爬行练习。

粗大动作发展活动的实施条件

名称	备品	要求
实施环境	婴幼儿活动室；多媒体教室；无线网络	干净、整洁、安全、温度和湿度适宜、实时在线学习、在线考核
设施设备	爬行垫或游戏地垫；幼儿（仿真模型）；教具柜	设施完好、用物备齐、无损坏
物品准备	签字笔、记录本；根据活动内容选择的各类玩教具	清洁、卫生、无毒、无害、无安全隐患
人员准备	照护者具备根据方案进行活动实施的操作技能和相关知识	照护者自备工作服，着装整洁

粗大动作发展活动的考核标准

考核内容	考核点	分值	评分要求	扣分	得分	备注
评估（15分）	幼儿	2				
		2				
	环境	2				
		2				
	照护者	2				
	物品	5				
计划（5分）	预期目标	5				
实施（70分）	活动要求	10				
		15				
		15				
		10				
		5				
		5				
		2				
	活动评价	3				
		3				
	整理	2				
评价（10分）		5				
		5				
总分		100				

二、生长发育迟缓的干预指导

琪琪是一个乖巧可爱的小女孩，自从3岁开始就在幼儿园上学。一个学期过去了，老师发现琪琪没有"长个"，运动能力、语言表达能力都和其他幼儿有差别。

对此，教师应该采取哪些干预措施？请按照考核标准进行操作，并写出操作流程。

生长发育迟缓干预的考核标准

考核内容	考核点	分值	评分要求	扣分	得分	备注
评估 （15分）						
计划 （5分）						
实施 （60分）						
评价 （20分）						
总分			100			

三、设计学前儿童生长发育评价指标

1. 选取小班年龄段（3~4岁）的幼儿，设计其生长发育的评价指标。
2. 指标要符合幼儿年龄阶段的特点。

学前儿童生长发育评价指标

学生班级：　　　　　　　　　　　　　　　　　　　　　学生姓名：

评价	生长发育		评价班级
评价目的			
	重点、难点		
评价准备			

续表

评价	生长发育		评价班级
评价过程			
评价结果			
评价小结			

四、搜集一项生长发育的评价方法

1. 对比搜集的评价方法与书中的评价方法的优点与缺点。

2. 尝试用搜集的方法进行评价。

注意事项：

1. 评价要有针对性，注意学前儿童的年龄特点。

2. 教师要注意指导方法的运用，不要求数据的应用性。

思考练习

1. 学前儿童的年龄阶段是如何划分的？

2. 学前儿童各年龄阶段生理发育的特点是什么？

3. 学前儿童身体生长发育的规律有哪些？

第二单元

学前儿童生理发育特点与卫生保健

知识目标

① 掌握人体的基本形态、基本结构、人体的生理功能调节、新陈代谢的基本内容;

② 了解学前儿童九大系统及感觉器官的组成、功能和特点;

③ 掌握学前儿童各系统及感觉器官的卫生保健方法。

技能目标

能够根据学前儿童的生理发育特点科学地进行卫生保健。

素养目标

① 通过对人体生长发育解剖特点的学习,培养学生"求真"的科学探索精神;

② 创设幼儿园情境,使学生体验儿童健康成长过程中的特点,启发学生积极思考、

讨论,丰富学生的专业知识。

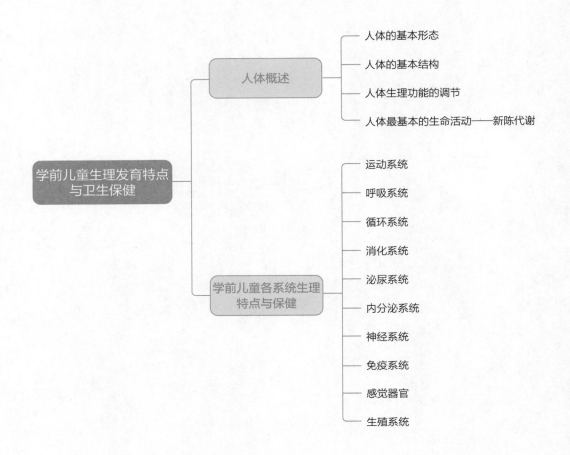

人体由约100万亿个细胞构成。不同形态、结构、功能的细胞通过有序地排列组合，构建了人体组织、器官和系统，并形成独立、统一、完整的生命个体。所以，人体构造精密，具有复杂功能。

模块一　人体概述

一、人体的基本形态

从外表来看，人体由头、颈、躯干、四肢等部分组成，各部分协同工作，共同维持的生命活动。

（一）头

头部是人体最重要的部位，承载着的大脑，负责思考、记忆、判断等高级功能。此外，头部还包括眼、耳、鼻、口等感觉器官，使人们能够感知外界环境，进行交流和表达。

（二）颈

颈是连接头和躯干的部位，颈的基本功能是有效地支撑头部，承载头部重量。

（三）躯干

躯干是人体的中心部位，包括胸部、腹部和背部。胸部内有心脏和肺，负责循环和呼吸；腹部内有肝、胃、肠等消化器官，负责消化和吸收；背部则主要由肌肉和脊柱组成，支撑整个身体。

（四）四肢

四肢包括上肢和下肢。上肢由肩、臂、前臂和手组成，主要负责抓取、操作等功能；下肢由髋部、大腿、小腿和脚组成，主要负责支撑身体重量和行走。

二、人体的基本结构

（一）细胞

细胞是人体结构和功能的基本单位。人体内大约有200余种细胞，其形态、大小、功能各异，但其化学成分大致相同，结构基本相似。人体内每时每刻都发生着细胞的衰老、死亡及新细胞的产生。

细胞由细胞膜、细胞质、细胞核构成。细胞间的物质称为细胞间质，是维持细胞生命活动的重要环境。

（二）组织

细胞经过分化形成许多形态、结构和功能不同的细胞群。通常将形态相似、结构和功能相同的细胞群称为组织。人体有四种基本组织，分别是上皮组织、结缔组织、肌肉组织和神经组织，它们是构成人体器官和系统的基础。

（三）器官

不同类型的组织经发育分化、相互结合，构成具有一定形态和功能的结构，组织执行一定的生理功能。

（四）系统

若干器官联合在一起共同完成一种或多种生理功能，便构成系统。

三、人体生理功能的调节

人体的各器官、系统都具有不同的生理功能，这些功能在神经和体液的调节下相互协调、密切配合，形成了一个统一的整体，以适应内外环境的变化。

（一）神经调节

神经调节是指通过神经系统的活动对人体功能的调节。体内各器官都有神经的分布，这些神经既能把各器官和组织的活动变化转化为神经冲动传到神经中枢，也可将神经中枢的指令通过神经冲动传给器官和组织，使其发生反应，从而调节机体各器官的活动。

（二）体液调节

体液调节是指某些化学物质通过血液循环或组织间液作用于人体的组织和器官，调节其各种功能。这些化学物质主要指一些内分泌的激素和新陈代谢的产物。

体液调节的特点是比较缓慢、持久而弥散、作用范围广泛，是一种比较原始的调节方式。

神经调节和体液调节是互相联系的。因为内分泌腺受中枢神经系统的控制，同时激素影响神经系统的功能。所以，人体在神经和体液的共同调节下完成各种生理活动。

四、人体最基本的生命活动——新陈代谢

新陈代谢是指机体与周围环境之间不断进行物质交换和能量交换，以实现自我更新的过程，它包括同化作用和异化作用两种形式、两个方面。它是生命存在的必要条件，也是细胞、组织和器官生理功能的基础。

新陈代谢是生命最基本的特征，也是生物与非生物最根本的区别。人体的新陈代谢，在不同年龄阶段的特点是不同的。学前儿童和青少年正在长身体，需要更多的物质来建造自身的机体，因此一般来说学前儿童的新陈代谢，同化作用占主导地位。相反，老年的时候新陈代谢缓慢，异化作用占主导，人也逐渐走向生命的终点。

模块二　学前儿童各系统生理特点与保健

学前儿童正处于迅速生长发育的重要时期，学前儿童虽然已经具有人体的基本结构，但是各器官、各系统尚未发育完成，与成人之间差异较大，不同年龄阶段的儿童身体各系统发育状况也不尽相同。

一、运动系统

运动系统——人体动作的执行者，是由骨、骨连结和骨骼肌三部分构成，是人体从事劳动和运动的主要器官。

（一）运动系统概述

人体全身的骨通过骨连结组成骨骼，人体骨骼由颅骨、躯干骨和四肢骨三部分组成，形成了人体的基本形态，并为肌肉提供附着处。在神经的支配下，肌肉收缩，牵拉其所附着的骨，以可动的骨连结为枢纽，产生杠杆运动。

运动系统的主要功能是运动。简单的移位和高级活动，如语言、书写等都是由骨、骨连结和骨骼肌实现的。运动系统的第二个功能是支持，构成人体基本形态，头、颈、胸、腹、四肢，维持体姿。运动系统的第三个功能是保护，由骨、骨连结和骨骼肌形成多个体腔，如颅腔、胸腔、腹腔和盆腔，以保护脏器。从运动角度看，骨是被动部分，骨骼肌是动力部分，关节是运动的枢纽。能在体表看到或摸到的一些骨的突起或肌的隆起称为体表标志。它们对定位体内的器官、结构等具有标志性意义。

（二）学前儿童运动器官及特点

1. 骨

骨是指人或动物体内或体表坚硬的组织。人体共有206块骨，它们相互连接构成人体的骨架——骨骼。骨骼分为颅骨、躯干骨和四肢骨三大部分。其中，颅骨有29块、躯干骨有51块、四肢骨有126块。

学前儿童的骨实际上应是217～218块，初生婴儿的骨多达305块，因为婴幼儿的骶骨有5块，其随生长发育至成年融合为1块。婴幼儿的尾骨有4～5块，至成年也融合为1块。婴幼儿有2块髂骨、2块坐骨和2块耻骨，其至成年融合为2块髋骨。这样加起来，学前儿童骨的数量要比成人多11～12块。人体骨骼如图2-1所示。

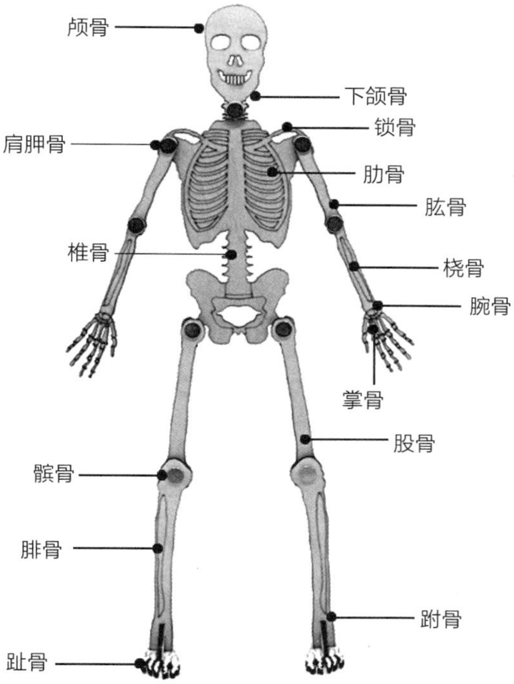

学前儿童的骨主要有以下特点：

（1）骨骼生长迅速。学前儿童的身高（身长）增长迅速，其骨骼不断地长长、加粗。学前儿童骨骼外层的骨膜比较厚，血管丰富，有利于骨骼的生长和骨组织的再生与修复。

图 2-1　人体骨骼

（2）骨骼柔软、易弯曲。学前儿童的骨骼与成人的骨骼不同，成人骨骼中的有机物约占1/3，矿物质约占2/3。学前儿童骨骼中的无机盐较少，水分和有机物质较多。学前儿童的骨骼弹性较大、柔软，容易因姿势不良等原因而发生变形。因此，家长和教师要注意培养学前儿童正确的坐、立、行姿势。

（3）部分骨骼尚未完全骨化。婴儿的颅骨骨化尚未完成时，有些骨的连接处仅以一层结缔组织膜相连，称为囟门。前囟是由顶骨和额骨边缘形成的菱形间隙，6个月后逐渐骨化并变小，直至个体1～1.5岁时闭合。囟门闭合的时间反映了婴儿颅骨骨化的程度，囟门早闭多见于小头畸形患儿，囟门晚闭多见于佝偻病或脑积水患儿。

人出生时腕骨都是软骨，以后逐渐出现骨化中心。到10岁左右，8块腕骨的骨化中心才出齐，所以幼儿腕部力量不足，做运用手的精细动作时时间不宜过长。

（4）骨膜较厚，骨的再生能力强。学前儿童的骨膜较厚，骨骼中含有较多的有机物，有很好的弹性和韧性，骨的再生能力强，不容易折断。若发生骨折，可能为不完全骨折，即骨折部分还有部分骨膜相连，这种特殊的骨折称为青枝骨折。由于青枝骨折时，骨骼虽"折"却仍然未"断"，因而一般都属于稳定骨折，通常是不需要手术治疗的。四肢骨的青枝骨折通常用石膏外固定治疗会有很好的效果。

💡 幼儿园教师资格证考试 · 真题 · 2023 年上

选择题：为保障幼儿身体健康发育，教师要求幼儿要有正确的站姿和坐姿。这是因为幼儿（A）。

A. 骨骼弹性大、可塑性强、易变形

B. 骨骼弹性大、可塑性小、易变形

C. 骨骼弹性小、可塑性小、易变形

D. 骨骼弹性小、可塑性强、易变形

【解析】本题考查的是学前儿童运动系统的特点与保健。幼儿骨骼中有机物含量较高，有机物与无机物的比例为1∶1，而成人为3∶7。由于有机物赋予骨骼弹性，而无机物赋予骨骼硬度，所以幼儿的骨骼弹性大、可塑性强、易变形。因此教师应该要求幼儿有正确的站姿、坐姿。本题选A选项。

（5）脊柱生理弯曲逐渐出现。新生儿的脊柱在出生时是直的，脊柱的生理弯曲是随着动作发展而逐渐形成的。一般婴幼儿在3个月左右抬头时出现颈曲，6个月能坐时出现胸曲，10~12个月学走路时出现腰曲。幼儿7岁前形成的脊柱生理弯曲还不是很固定，在躺下时可消失。幼儿7岁后，随着韧带逐渐发育完善，脊柱生理弯曲才固定下来。人体脊柱结构如图2-2所示。

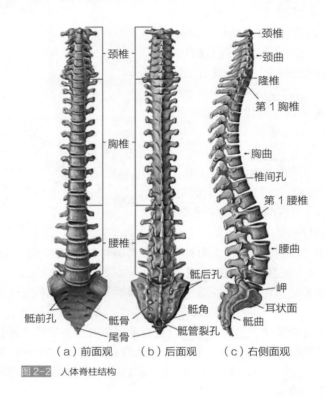

（a）前面观　　（b）后面观　　（c）右侧面观

图2-2　人体脊柱结构

2. 骨连结（图2-3）

骨连结是指骨与骨之间的连接。骨与骨之间借助纤维结缔组织、软骨或骨相连，形成骨连结。依据连结的不同方式，骨连结可分为直接连结和间接连结。

（1）直接连结。直接连结是指骨与骨之间由结缔组织膜连结，如颅骨之间的缝；或由软骨连结，如椎体之间的椎间盘，其间无空隙，不活动或只有少许活动。

（2）间接连结。间接连结即关节，其在结构上的特点是骨与骨之间有空隙，关节面以外有纤维结缔组织膜相连，因而能做较广泛的活动。关节是人体骨连结的主要形式。关节起着枢纽的作用，成为杠杆

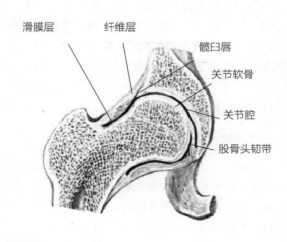

图2-3　骨连结

装置的支点。骨骼以关节为轴心，在肌肉的牵动下做出曲、伸、内收、外展、旋转、环转等各种活动。

学前儿童的骨连结主要有以下特点：

（1）关节窝浅、关节韧带松弛，过度牵拉容易发生关节脱臼。

（2）足弓尚未形成，到了站立和行走时，才开始出现足弓。学前儿童的肌肉力度小、韧带发育不完善，长时间站立、行走或负重，或经常不活动可导致脚底的肌肉疲劳，韧带松弛，出现扁平脚，影响行走和运动。

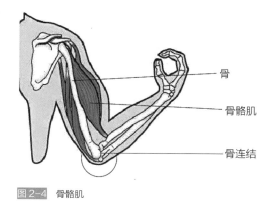

图2-4　骨骼肌

3．骨骼肌（图2-4）

骨骼肌是人体肌肉的重要组成部分，是运动系统的动力部分。人全身的骨骼肌有600多块，附着在骨骼上。骨骼肌在神经系统的支配下，可以随着人的意志快速收缩和舒张。成人骨骼肌的重量约占身体总重量的40%。

学前儿童的骨骼肌主要有以下特点：

（1）骨骼肌力量小。肌纤维细，肌肉力量和能量储备少，肌肉收缩力较差，容易发生疲劳，不能负重。

（2）骨骼肌按顺序发育。骨骼肌的发育是按从上到下、从大到小的顺序进行的，先发育颈部肌肉，然后是躯干，再是四肢。先发展的是大肌肉群，如腿部、胳膊；而后发展的是小肌肉群，如手部小肌肉。因此，婴幼儿先学会抬头、坐、立、行、跑、跳等大动作，手部精细动作要到5岁左右才能完成。

（三）学前儿童运动系统的卫生保健

1．培养正确的坐、立、行姿势，防止骨骼变形

正确的坐、立、行姿势对幼儿骨骼的生长起重要作用，对塑造和维持幼儿良好的体形帮助非常大。幼儿保持良好的体形，不仅是为了外表美观，还对幼儿的身心健康有很大的作用。良好的体形可以增加幼儿的自信心，而驼背、脊柱弯曲则会导致幼儿胸廓畸形，会增加他们的自卑感，不利于幼儿身心的健康成长。

预防学前儿童骨骼畸形应注意以下几点：

（1）学前儿童不宜过早久坐或久站，不宜睡软床和久坐软沙发。

（2）学前儿童负重不应超过自身体重的1/8，更不能长时间单侧负重。

（3）家庭和托幼机构应为学前儿童提供适合身高的桌椅。

（4）家长和教师应及时关注学前儿童平时的坐、立、行姿势，发现不良姿势应及时予以纠正，培养学前儿童正确的行为习惯。

2．科学饮食，合理搭配营养

健康合理的饮食是学前儿童身体生长发育必不可少的，营养过剩会导致学前儿童肥胖，营养不良则会影响学前儿童骨骼的发育以及身体健康。骨的生长需要大量的钙、蛋白质、维生素等，健康合理饮食是保证骨骼生长、肌肉发展非常重要的条件，所以学前儿童应多摄取蛋白质、钙、维生素等丰富的食品，如鸡蛋、牛奶、虾皮等，以促进骨骼的骨化和肌肉的发展。

3．科学合理地安排户外活动和体育锻炼

适当的体育锻炼和户外活动可以刺激学前儿童骨骼的生长，促进学前儿童骨骼中矿物质的沉淀，增强学前儿童骨骼的硬度。学前儿童在户外活动时，可以接受阳光的照射，促进体内维生素D

的合成，促进钙的吸收，增强机体免疫力。

安排学前儿童户外活动和体育锻炼时需要注意以下几点：

（1）全面发展，选择适宜的运动项目和运动量。学前儿童运动的方式要灵活多样，不要单一，运动量不可过大，否则会导致肌肉过度疲劳，不利于学前儿童的生长发育。

（2）注意锻炼安全。要注意保证环境和设施的安全，防止意外的伤害和事故，要提高学前儿童的自我保护意识和能力。

（3）做好准备动作。学前儿童在活动之前要做相关的热身运动，防止在开展活动时拉伤肌肉；活动后要适当放松肌肉。

（4）衣帽鞋袜要穿得宽松适度。学前儿童正处于生长发育期，家长不要给学前儿童穿过小或过紧的衣帽和鞋袜，以免影响骨骼和肌肉的发育；也不要给学前儿童穿过大或过宽的衣物，否则会造成行动不便，影响学前儿童活动时动作的伸展。

二、呼吸系统

呼吸系统——气体交换站。呼吸系统的功能主要是与外界进行气体交换。

人体在新陈代谢过程中不断消耗氧气，并产生二氧化碳。机体吸入氧气和排出二氧化碳的过程称为呼吸。

（一）呼吸系统的概况

呼吸系统是人体与外界空气进行气体交换的一系列器官的总称。呼吸系统（图2-5）由呼吸道和肺组成。呼吸道是传送气体排出分泌物的管道，包括鼻、咽、喉、气管和支气管；肺是气体交换的场所。

（二）学前儿童呼吸器官的特点

1. 呼吸道

（1）鼻。鼻是呼吸道的入口，起着清洁、湿润、加温空气的作用。幼儿的鼻腔相对短小，鼻腔狭窄，黏膜柔嫩，富有血管，没有长鼻毛，所以其过滤空气的能力较差，容易被病原体感染，发生疾病，很容易引起鼻黏膜的充血、肿胀、流鼻涕，造成鼻腔闭塞而张口呼吸。

学前儿童的鼻泪管较短，开口部的瓣膜发育尚未完善。因此，学前儿童上呼吸道感染往往侵及结膜，导致眼睑红肿、眼屎多等症状。

（2）咽。咽位于鼻腔后方，既是气体的通道，也是食物的通道。咽由口咽、鼻咽和喉咽组成，具有吞咽、呼吸、保护和预防功能以及共鸣作用。此外，咽也是一个重要的发声共振器，对发声起辅助作用。

鼻咽部通过鼻咽管与眼部相通，通过耳咽管与中耳相连。学前儿童的耳咽管短粗、平直，鼻咽部感染容易经过耳咽管进入中耳，引起中耳炎。

（3）喉。喉是由软骨、韧带、黏膜及喉肌构成的锥形器官。喉的上方是咽，下方是气管，具有呼吸、发声、保护和吞咽等功能。学

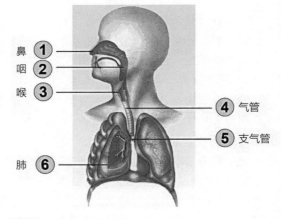

鼻 ①
咽 ②
喉 ③
④ 气管
⑤ 支气管
肺 ⑥

图2-5 人体的呼吸系统

前儿童咽部狭窄、喉黏膜柔嫩，具有丰富的血管和淋巴组织，易被病原体感染，并引发炎症，会使喉腔更加狭窄，引起呼吸困难。

与成人相比，学前儿童的喉腔较窄，声门窄而短，声带短小、不够坚韧、容易疲劳。如果学前儿童发声时间过长，发声方法不正确，或哭闹时间过久、大声喊叫等，其声带都会受到伤害。

（4）气管及支气管。气管和支气管是连接肺和喉的管道，由软骨、肌肉、结缔组织和黏膜构成。气管上端与喉相连，向下进入胸腔，在胸骨角平面分为左主支气管和右主支气管。

学前儿童气管和支气管管腔狭窄，黏膜娇嫩，黏膜内含有丰富的血管，黏液腺分泌较少，导致管腔内干燥，纤毛运动能力差。因此，学前儿童气管和支气管的自净能力较差，容易发生感染，造成呼吸困难。

2. 肺

肺是人体最主要的呼吸器官，它位于胸腔内，左右各一，是进行气体交换的场所。肺主要由反复分支的支气管及其最小分支末端膨大形成的肺泡共同构成。肺泡是人体与外界不断进行气体交换的主要部位，其数目很多，外面缠绕着丰富的毛细血管和弹性纤维。肺泡壁和毛细血管壁都很薄，各由一层上皮细胞组成。这些都有利于气体交换的进行。

学前儿童的肺缺乏弹性，呼吸肌较薄弱，肺的扩张受阻，气体交换不顺畅；肺部血管丰富，整个肺脏含血量多，含气少，肺泡数少。因此，学前儿童肺部受到病原体感染时，容易造成黏液堵塞，进而引发肺气肿和肺淤血等症状。

3. 学前儿童呼吸运动的特点

随着胸廓的扩张和回缩，空气经呼吸道进出肺的过程称为呼吸运动。肺的舒缩完全依靠胸廓的运动。胸廓扩张时，将肺向外方牵引，空气入肺的过程称为吸气运动。胸廓回缩时，肺内的空气被排出体外的过程称为呼气运动。呼吸运动的不断进行保证了肺泡内气体成分的相对恒定，使血液与肺泡内气体间的气体交换得以不断进行。

学前儿童呼吸运动主要有以下特点：

（1）呼吸频率快、呼吸量少。学前儿童新陈代谢旺盛，在新陈代谢的过程中，机体的需氧量相对比成人多，因此只能以腹式呼吸为主，并靠提高呼吸频率来满足需要。因此，人的年龄越小，呼吸频率越快。

（2）呼吸不均匀。学前儿童的呼吸中枢发育不完善，因此其呼吸调节功能较差，易出现呼吸节律不齐或间歇性呼吸甚至呼吸暂停等症状。

（三）学前儿童呼吸系统的卫生保健

1. 培养学前儿童养成良好的生活卫生习惯

（1）尽量让学前儿童养成用鼻子呼吸的习惯，充分发挥鼻腔的保护作用。

（2）教学前儿童学会正确擦鼻涕的方式，告知其不要用手挖鼻孔，防止鼻腔感染或引起鼻出血。

（3）提醒学前儿童在打喷嚏、咳嗽时不要对着他人，而应用纸巾或手帕捂住口鼻。

（4）告诉学前儿童不蒙头睡觉，以保证新鲜空气的吸入和呼出。

2. 开窗通风，保持室内空气清新

新鲜的空气中含有充足的氧气，能满足机体的需要，促进人体新陈代谢，使人保持头脑清醒。若学前儿童长时间待在封闭的环境中，则容易因缺氧而出现头晕、恶心、呕吐、胸闷等症状，影响其健康成长。因此，要经常开窗通风换气，保持室内空气清新。

3. 进行科学的体育锻炼，开展适宜的户外活动

教师要根据学前儿童的年龄特征、身心发展水平合理地安排其进行体育活动，以利于增加呼

吸肌的力量，促进胸廓和肺的正常发育，增加肺活量。应尽量让学前儿童去户外活动，呼吸新鲜空气，这样有利于学前儿童身体免疫力的增强，促进其呼吸系统的正常发育，提高呼吸系统对疾病的抵抗力，预防呼吸道感染。

4. 保护学前儿童的声带

学前儿童的声带短而薄弱，声门易疲劳。应选择适合学前儿童声域特点的歌曲或朗读材料开展教学活动；注意朗读或唱歌的时间不宜过长，每次指导学前儿童朗读或唱歌时，中途要为其留出休息的时间；鼓励学前儿童用自然优美的声音唱歌、说话，避免因高声喊叫而造成声带损伤。

5. 防止异物进入呼吸道

培养学前儿童养成良好的就餐习惯，细嚼慢咽，安静就餐；就餐时不与同伴聊天或嬉笑打闹，更不可将食物抛起后用嘴"接食"。在吃鱼类食品时，可先将鱼刺挑干净或选择鱼刺较少的鱼，如龙利鱼、鳕鱼等，防止发生鱼刺扎嘴、卡喉咙等意外事件。

教师和家长应注意尽量不要为学前儿童提供颗粒细小的食物或玩具，如豆子、瓜子、玻璃球、小珠子等，并提醒学前儿童不要将这些细小的物品塞入口腔或鼻腔中，以防异物坠入呼吸道，引起呼吸道阻塞而导致窒息，危及学前儿童的生命。

三、循环系统

循环系统——循环不已的运输流。在人体的生理活动中，全身各器官组织和细胞需要不断得到氧气和营养物质，同时又要不断把体内产生的二氧化碳和代谢废物排出体外，这个过程就是通过循环系统完成的。

（一）循环系统概述

循环系统包括血液循环系统和淋巴循环系统。血液循环系统是一个封闭、连续的管道系统，由心、动脉、静脉和连于动脉与静脉之间的毛细血管组成。心脏是动力器官，血管是运输血液的管道。血液在循环全身的过程中，由心室经动脉及各分支进入全身各处的毛细血管，参与物质和气体交换后，再经各级静脉回流到心房。淋巴循环系统由淋巴管、淋巴结、脾、扁桃体组成。淋巴系统的主要功能是运送全身淋巴液进入静脉，是静脉回流的辅助装置。此外，淋巴结、扁桃体和脾还有生成淋巴细胞及清除体内微生物等有害物质与生成抗体等免疫作用。

（二）血液循环系统

1. 心脏

心脏（图2-6）是血液循环的动力器官，在生命过程中，心脏始终不停、有节奏地搏动着，推动血液不断在血管内循环流动。

心脏位于胸腔内，两肺之间，膈肌上方。心脏的外形是前后略扁的圆锥体，体积与本人的拳头相当，心脏约2/3的部分位于身体正中线左侧，约1/3的部分位于正中线右侧。

心脏上部称为心房，下部称为心室。左心房与右心房之间有房间隔，左心室与右心室之间有室间隔，使左、右两侧不能相通。同侧的心房和心室借房室口相通，房室口处有瓣膜，瓣膜只朝

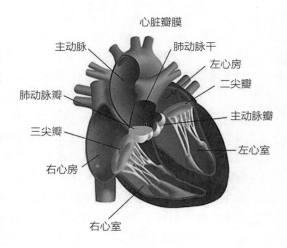

图2-6 心脏

一个方向开放，这样就能确保血液只朝一个方向流动，防止血液倒流。

2. 血管

血管分为三种，分别是动脉、静脉和毛细血管（图2-7）。

（1）动脉。动脉是将血液从心脏输送到全身各器官的一条连续而有分级分支的血管，动脉分支多从人体各大局部的主干上发出，分布到附近器官。动脉管壁较厚，富有弹性，其内血液流速快，外观呈圆柱状，按管径的大小可以分为大动脉、中动脉、小动脉三种。

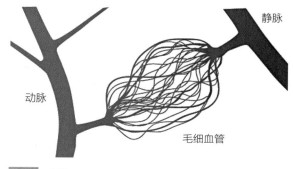

图2-7　血管

（2）静脉。静脉是指引导血液从身体各部流回心脏的血管，起于毛细血管，止于心房。静脉与动脉相反，静脉逐级分支越来越粗，其中最粗大的上、下腔静脉连接于右心房。静脉管壁薄、腔大、弹性小、收缩力弱，其内血流速度缓慢。

（3）毛细血管。毛细血管管径极小，管壁特别薄，血液流经毛细血管时速度极慢。人体内的毛细血管分布最广，是血液与组织液进行物质、气体交换的主要场所。

3. 血液的组成

血浆的主要功能是运送营养物质、血细胞和废物等。血细胞包括红细胞、白细胞和血小板。红细胞的主要功能是通过血红蛋白为机体运输氧气和部分二氧化碳；白细胞通常比红细胞稍大，主要功能是吞噬病菌、参与免疫过程等；血小板无色无核，形状不规则，主要功能是促进止血和加速血凝。

4. 血液循环

血液在心脏不断搏动泵血的作用下按一定的方向在心脏和血管系统中周而复始地流动，包括体循环和肺循环，并互相连接，构成完整的血液循环系统（图2-8）。

（1）体循环。体循环又称大循环，是心血管循环系统中，携带充氧血离开心脏，进入身体各部位进行气体交换及运输养分后，将缺氧血带回心脏的部分。

体循环的循环方式：左心室—主动脉—小动脉—组织微血管—小静脉—大静脉（上、下腔静脉）—右心房。

口诀：心动微静心（心脏—动脉—微血管—静脉—心脏）。

体循环具体的循环路径为：先由左心室将从肺静脉送回心脏的充满营养和氧气的充氧血从大（主）动脉输出至身体各部位组织的微血管，进行养分的运输以及气体的交换。大动脉渐渐分支出小动脉，再分支出微血管。在微血管中，血液中的养分以及氧分子会被输送至组织细胞中。组织细胞中的二氧化碳分子以及废物则会被输送至血液中。接下来血液将完成交换及运输的减氧血经由上下大静脉送回右心房，并继续进行

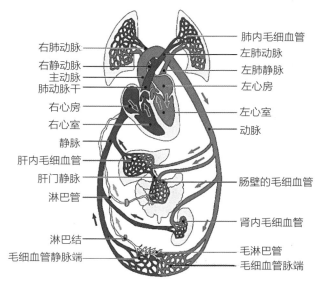

图2-8　血液循环系统

肺循环。

（2）肺循环。肺循环又称为小循环，是心血管循环系统中携带缺氧血离开心脏进入肺部进行气体交换后，将含氧血带回心脏的部分。

肺循环的循环方式：右心房—右心室—肺动脉—小动脉—肺脏（肺微血管进行氧合作用）—肺部微血管—肺静脉—左心房—左心室。

肺循环具体的循环路径为：先由心脏的右心房出发，连接右心房的大血管是肺动脉干（其内流动的为缺氧的静脉血），将从上、下腔静脉送回心脏的缺氧血从分支为二的左肺动脉和右肺动脉送往左、右肺，左、右肺动脉继续分支为小动脉及微血管，并在微血管处进行气体交换。肺泡中的氧分子会被输送至血液中，而缺氧血中的二氧化碳会被输送至肺泡中。接下来，血液将完成气体交换的充氧血经由微血管、微血管汇合成的小静脉、小静脉汇合成的大静脉及肺静脉回到心脏，即经四条肺静脉离开肺被输送回左心房，再由左心室泵出进入体循环。

5. 学前儿童血液循环系统的特点

（1）心脏。学前儿童心脏重量与体重的比值大于成人。随着幼儿年龄的不断增长，这个比值逐渐下降。

学前儿童新陈代谢旺盛，交感神经兴奋性较高，因此心率较快。随着年龄的不断增长，幼儿的心率逐渐减慢，但进餐、活动、哭闹和发热会增加其心率。因此，家长和教师应在学前儿童安睡或睡眠时测量其心率和脉搏。幼儿的体温每升高1℃，其每分钟心率就会增加10~15次。

学前儿童的心肌纤维细，弹性纤维少，心室壁薄，心脏的收缩能力弱，每搏输出量（心脏搏动一次，由一侧心室射出的血液量）少，负荷力差。因此，学前儿童不宜做过于持久或剧烈的运动。

（2）血管。学前儿童的血管比成人短，血液在体内循环一周所需时间较短，有利于机体的新陈代谢。

学前儿童的血管管径粗，毛细血管丰富，供给身体各部分的营养物质和氧气充足。

学前儿童的血管壁比较薄，弹性较小。学前儿童的心输出量少，动脉血管壁弹性好，血管口径又较大，因此血压偏低。人的血压会随着年龄的不断增长而逐渐升高。

（3）血液。学前儿童的血量与体重的比例相对比成人大，且年龄越小，此比例越大。

学前儿童的血浆中含水分较多，含凝血物质较少，因此出血时血液凝固较慢。学前儿童血液中红细胞的数目和血红蛋白量不稳定，白细胞中中性粒细胞所占比例较小，因此机体免疫力相对较差。

（三）淋巴循环系统

淋巴循环系统（图2-9）由淋巴管道、淋巴组织、淋巴器官和淋巴组成，是循环系统的一个重要组成部分。淋巴管道内流动着无数透明的淋巴，淋巴源于组织液，组织液是血液流经毛细血管时滤出的液体。组织液与细胞进行物质交换后，一小部分进入毛细淋巴管道成为淋巴，最后汇入静脉，所以淋巴是静脉的辅助成分。淋巴器官和淋巴组织具有产生淋巴细胞、过滤淋巴、参与免疫过程等功能。

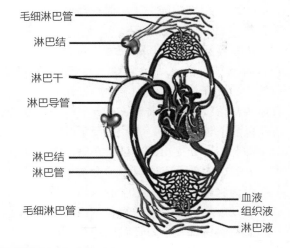

图2-9 淋巴循环系统

1. 淋巴管道

淋巴管道是淋巴流经的管道。全身各组织

的细胞之间分布着许多细小的盲管，称为毛细淋巴管，毛细淋巴管逐渐汇合成越来越大的淋巴管。

淋巴导管是由淋巴管逐渐汇合而成的大的淋巴管道，包括右淋巴导管和胸导管，分别汇入左、右静脉角。

2. 淋巴组织

淋巴组织是指含有大量淋巴细胞的网状缔结组织，主要分布在淋巴结和淋巴器官以及消化道、呼吸道等器官的黏膜内。

3. 淋巴器官

淋巴器官主要包括淋巴结、脾和扁桃体等。

（1）淋巴结。淋巴结是淋巴管在行程中必须经过的器官。淋巴结呈圆形或椭圆形，结构、大小不一，存在于淋巴管经过的地方，它的主要功能是产生淋巴细胞、抗体以及过滤淋巴。

（2）脾。脾是人体最大的淋巴器官，位于腹腔左上部，有造血、储血、滤血的功能。脾内有巨噬细胞，其可消除血液内的异物和细菌，也吞噬衰老的血细胞，有"血液的清洁工"之称。

（3）扁桃体。扁桃体位于咽部后壁两侧，能产生淋巴细胞和抗体，具有免疫功能。当扁桃体本身受到病菌感染时，就会发生扁桃体炎。

4. 学前儿童淋巴循环系统的特点

学前儿童的淋巴循环系统发育较快，淋巴结的防御和保护能力比较显著。学前儿童容易发生淋巴结肿大现象，扁桃体肿大、发炎更为常见。因此，托幼机构应该经常检查学前儿童的淋巴结和扁桃体，在早晨午间检查时，应把扁桃体检查作为重要检查项目之一，做到早发现、早治疗。

（四）学前儿童循环系统的卫生保健

1. 注意补充营养，预防贫血

学前儿童正处于生长发育时期，需要摄取足够的营养，因此应该多食用含铁、蛋白质、维生素C、B族维生素等丰富的食物，以保证预防学前儿童营养性贫血。

2. 科学组织体育锻炼和户外活动

教师应注意让学前儿童适度锻炼，适度锻炼可以增强心肌收缩力，增强心脏功能。学前儿童运动前后要做准备活动和整理活动，进行热身和放松。运动后不要马上大量饮水。

3. 合理安排一日生活

学前儿童的一日生活要遵循劳逸结合、动静交替的原则，避免长时间的紧张，保证充足的睡眠，以减轻心脏负担。

4. 预防动脉硬化

在饮食方面，要控制学前儿童对胆固醇和饱和脂肪酸的摄入量，促使学前儿童形成健康的饮食习惯。

5. 预防传染病

学前儿童血液中的中性粒细胞较少，所以抗病能力弱，易患传染病，需要注意加强防护。

6. 着装宽松舒适

家长要保证学前儿童的衣帽、鞋袜宽松舒适，如果衣帽、鞋袜过紧，则会影响血液循环，使学前儿童机体组织不能及时从外界获得氧气并把二氧化碳排出体外，会影响学前儿童的身体健康。因此，学前儿童应穿宽松舒适的衣帽、鞋袜，以利于保持血液循环通畅。

四、消化系统

消化系统——食品的加工管道。消化是指食物在消化道和消化液的共同作用下分解为可吸收成分的过程。吸收是指经过消化的食物成分，通过消化道壁进入血液的过程。消化系统的主要功能就是消化和吸收，食物经过消化后，营养物质被吸收并进入血液，剩余残渣变成粪便排出体外。

（一）消化系统概述

消化系统（图2-10）由消化道和消化腺组成。消化道包括口腔、咽、食管、胃、小肠（十二指肠、空肠、回肠）、大肠（盲肠、阑尾、结肠、直肠、肛管）等。消化腺主要包括唾液腺、胃腺、肠腺、肝脏和胰脏。

（二）消化系统的器官

1. 口腔

口腔是食物进入消化系统的第一道关卡，是消化道的起始部分。口腔中主要有牙齿、舌和唾液腺等。

（1）牙。牙是口腔内最重要的器官，位于上、下颌骨的牙槽内，主要功能是切割和咀嚼食物，并辅助发声。牙的外形包括三个部分，能被看到的部分是牙冠，长在牙槽内的是牙根，牙根与牙冠之间的部分为牙颈。其中，牙冠呈乳白色而富有光泽，是牙发挥咀嚼功能的重要结构，牙根则发挥支持牙体的作用。

从结构上看，牙由牙本质、牙釉质、牙骨质和牙髓组成。牙本质是构成牙齿最主要的物质，颜色淡黄而有光泽，硬度较牙釉质低，其中有神经末梢，受到刺激时会产生酸痛感；牙釉质覆盖在牙冠的最外层，是人体中最硬的一种组织；牙骨质是被盖在牙根外层的组织；牙中央的空腔称为牙髓腔，内有牙髓。

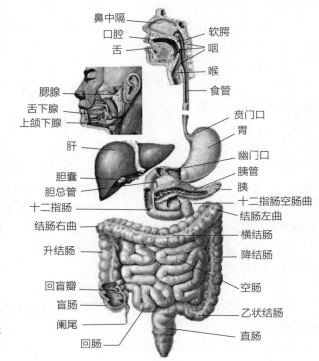

图 2-10　消化系统

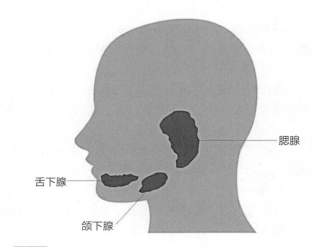

图 2-11　唾液腺

（2）舌。舌是口腔底部向口腔内凸起的器官，由平滑肌组成，发挥感受味道和辅助进食的作用，同时也是人类重要的发声器官。舌是人类的味觉器官，舌根对苦的感受能力最强，舌体对酸的感受能力最强，舌尖对甜的感受能力最强，舌的两侧对咸的感受能力最强。人全身上下最强韧有力的肌肉就是舌肌。

（3）唾液腺。唾液腺（图2-11）主要有三对，即腮腺、颌下腺和舌下腺。唾液腺分泌的唾液可以滋润口腔、浸润与溶解食物，便于吞咽；唾液中的唾液淀粉酶可将食物中的淀粉分解为麦芽糖；唾液还具有杀菌作用。

2. 食管

食管是一条肌性管道，全长约25cm。经过口腔初步消化的食团通过吞咽进入食管，再通过食管的蠕动将食物送入胃内。

3. 胃

胃上接食道，下通小肠，位于左上腹部，是消化道中最膨大的器官，主要功能是暂时储存和初步消化食物。食糜由胃进入十二指肠的过程称为胃排空。胃排空时间与食物的量、质和胃的运动状况有关。流质食物比固体食物排空快。通常情况下，水需要10分钟即可排空；糖类排空需要2小时左右；蛋白质排空较慢，需要2~3小时；脂肪排空更慢，需要5~6小时。对一般混合性食物，胃排空需要4~5小时。胃排空后，人会产生饥饿感。

4. 小肠

小肠是消化道中最长的一段，是人体消化食物、吸收营养的重要部分。小肠全长4~6m，分为十二指肠、空肠和回肠三部分。十二指肠是人体介于胃与空肠之间的一段肠管。成人十二指肠的长度为20~25cm，直径为1~5cm。十二指肠紧贴腹后壁，是小肠中长度最短、直径最大、位置最深且最为固定的小肠段。空肠始于十二指肠空肠曲，占空肠、回肠全长的2/5，因血管丰富而呈微红色，占据腹腔的左上部。回肠占空肠、回肠全长的3/5，在右髂窝续于盲肠，位于腹腔的右下部，有一部分位于盆腔内。

小肠内的消化工作是至关重要的，这是因为食物经过小肠内胰液、胆汁和小肠液的化学性消化与小肠运动的物理性消化后，基本上已经完成全部的消化过程。营养物质被小肠黏膜吸收。小肠内壁有环形皱襞，皱襞上有小肠绒毛，它们增大了小肠吸收营养物质的环境面积。食物中的大部分营养物质被小肠吸收后，剩余的食物残渣会随着小肠蠕动进入大肠。

5. 大肠

大肠分为盲肠、阑尾、结肠、直肠和肛管，是人体消化系统的重要组成部分，为消化道的下段。盲肠是大肠的起始段，与回肠交接处有回盲瓣，有孔与阑尾相连，向上续接升结肠。大肠上端在阑门处连接小肠，下端连接肛门。大肠形似方框，围绕空肠和回肠，大肠在外形上与小肠有明显的不同：大肠肠管直径较粗，肠壁较薄；结肠有特征性结构，即结肠带、结肠袋和肠脂垂。大肠可吸收食物残渣中的水，以促使食物残渣形成粪便并有序排出体外。

6. 肝脏

肝脏是人体最大的消化腺，位于腹腔的右上部。肝脏的主要功能是合成和分泌胆汁、参与物质代谢、储存糖原和解毒等。胆汁可促进胰液和小肠液对脂肪的消化。

（三）学前儿童消化系统的特点

1. 口腔

（1）牙。人的一生中有两副牙齿：乳牙和恒牙。婴儿期开始长出的牙称为乳牙，乳牙一般在6个月左右萌出，最迟不应晚于1岁。乳牙共20颗，2.5岁左右出齐。乳牙因牙釉质薄、牙本质松脆，因此耐酸能力差，当口腔中的细菌利用残留在牙缝中的食物产生酸性物质腐蚀牙齿时，牙上就会出现龋洞。因此，成人要帮助和指导学前儿童保持口腔卫生。

在乳牙萌出的过程中，恒牙已开始发育。幼儿在6岁左右进入换牙期（六龄齿），最早萌出的恒牙为第一磨牙。

（2）舌。学前儿童的舌较成人宽而短，不够灵活，影响咀嚼和发声。

2. 食管

与成人相比，学前儿童的食管短而窄，黏膜较薄，管壁肌肉组织及弹性纤维发育较差，易受到损伤。

3. 胃

婴儿的胃呈水平位或横位。年龄越小，胃的容量越小。学前儿童胃壁的肌肉比较薄，且伸展性较差，胃的蠕动性也较差，因此消化能力较差。

4. 肠

学前儿童的肠具有以下特点：

（1）吸收能力强。学前儿童肠管的总长度相对比成人长，小肠黏膜发育较好，有丰富的血管和淋巴管。因此，学前儿童小肠的吸收能力比成人强。

（2）消化能力差。学前儿童肠壁肌肉和弹性纤维发育不完善，肠的蠕动能力较弱、容易发生肠道功能紊乱，加上小肠内的各种消化液质量较差，因此学前儿童小肠的消化能力较弱。

（3）位置固定能力差。学前儿童的肠系膜发育不完善，所以肠管位置固定的能力较差，如坐便盆或蹲的时间过长，就容易出现脱肛现象。由于肠壁薄、固定性差，若学前儿童腹部受凉、饮食突然改变、腹泻等，则可使肠蠕动加强并失去正常节律，从而诱发肠套叠。

5. 肝脏

学前儿童的肝细胞发育不全，肝功能不完善，分泌的胆汁少，脂肪消化、吸收能力差；糖原存储能力较弱，饥饿时易发生低血糖；学前儿童的肝解毒能力也较差，因此用药剂量应酌情减小。

（四）学前儿童消化系统的卫生保健

1. 注意口腔卫生，保护牙齿

（1）培养早晚刷牙、饭后漱口的好习惯。睡觉前和起床后，家长要培养学前儿童坚持早晚刷牙的好习惯，还要指导学前儿童正确的刷牙方法，为儿童选择适合的刷牙工具。在选择牙刷时，家长应尽量为学前儿童选择刷头小、刷毛细软的牙刷，每3个月更换一次牙刷。

（2）定期检查牙齿。家长应每半年带学前儿童检查一次牙齿，发现龋齿要及时治疗。家长要教育学前儿童不咬坚硬的物品，不吃刺激牙齿的食物。学前儿童牙齿的承受能力差，吃冷、热、酸、辣等刺激性食物会严重影响其牙齿发育。学前儿童长期吃含糖量高的食品容易发生龋齿，龋齿的牙釉质变脆，容易产生裂痕或脱落。

（3）膳食营养均衡。学前儿童应多吃含钙量高的食品，必要时遵医嘱补充钙剂；常吃新鲜的蔬菜、水果以及粗粮，保持膳食营养均衡。

（4）纠正不良的行为习惯。家长和教师要纠正学前儿童咬手指甲、铅笔、瓶盖等不良行为习惯，防止牙齿发育不良。

2. 注意饮食卫生，培养良好的进餐习惯

家长和教师要教育学前儿童定时、定量就餐，不暴饮暴食，少吃零食，不挑食，少喝碳酸饮料；指导学前儿童餐前洗手、餐后擦嘴和漱口，进餐时细嚼慢咽，以利于食物的消化和吸收。

3. 饭前饭后不要进行剧烈的运动

饭前，教师可安排学前儿童在室内安静地活动，如阅读图书、欣赏美术作品、听舒缓音乐等；餐后，教师可带领学前儿童进行一些轻微的活动，如在园内散步等。

4. 养成良好的排便习惯

家长和教师要使学前儿童养成定时排便的习惯，减少或消除其憋尿、憋便的习惯，因为憋尿、憋便不利于学前儿童日常活动的正常开展，也会危害学前儿童的身体健康。学前儿童应适当地运动，多吃新鲜的蔬菜、水果，适当多喝水，以增强肠道蠕动，有利于大便的排出。

漱口及刷牙

★任务情境

在幼儿园午餐以后，老师让小朋友们漱口、刷牙，但是总有几个小朋友选择逃避，因为他们觉得漱口、刷牙太麻烦。

问题：面对这种情况，老师应该怎样实施照护？

幼儿照护模拟房间提供以下备品。

项目	实施条件	要求
实施环境	盥洗室	干净、整洁、地面干燥、防滑、安全、温度和湿度适宜
设施设备	盥洗池、保温桶（内装温开水）	水温40℃左右
物品准备	漱口杯、幼儿牙刷、幼儿牙膏、擦嘴小毛巾、签字笔、记录本、消毒剂	幼儿专用口杯、牙刷头小、刷毛柔软、擦嘴毛巾清洁、每日消毒
人员准备	照护者具备帮助和指导幼儿正确漱口、刷牙的能力	照护者着装整洁

请写出具体实施步骤。

（一）评估

项目	要求	得分	备注
幼儿			
环境			
照护者			
物品			

（二）计划

序号	内容	得分
1		
2		

（三）实施

序号	内容	得分
1		
2		
3		
4		

序号	内容	得分
1		
2		

五、泌尿系统

泌尿系统——泌尿、输尿、贮尿、排尿。排尿是一个复杂的受意识控制的反射活动。

（一）泌尿系统概述

泌尿系统（图2-12）由肾、输尿管、膀胱和尿道组成。泌尿系统的主要功能是排出体内代谢废物，调节机体水盐平衡，维持人体内环境稳定。其中，肾是产生尿液的器官，输尿管负责输送尿液至膀胱，膀胱是储存尿液的器官。人体在新陈代谢的过程中，不断产生尿素、水、无机盐等代谢产物，这些产物通常由泌尿系统排出体外。此外，泌尿系统还参与调节机体的酸碱平衡。

（二）泌尿系统的器官

1. 肾

肾为成对的扁豆状器官，位于脊柱两侧，紧贴腹后壁，肾内侧中间凹陷处称为肾门，血管和输尿管、淋巴管及神经等由此处出入肾脏。肾内有一个漏斗形的空腔称为肾盂。肾的主要功能是过滤血液中的杂质，维持体液和电解质平衡，最后产生尿液。同时，肾也具备内分泌功能及调节血压的功能。

2. 输尿管

输尿管上接肾盂，下接膀胱，是一对细长的肌性管道。输尿管的功能是输送尿液。

3. 膀胱

膀胱是一个储尿器官，是由平滑肌组成的一个囊状椎体结构，位于骨盆内。膀胱与尿道的交界处有括约肌，可以控制尿液的排出。当膀胱中的尿液积累到一定程度时，尿液在神经系统的调节下经尿道排出体外。

4. 尿道

尿道是从膀胱通向体外的肌性管道，起自膀胱下端的尿道内口，止于尿道外口。尿道的主要功能是将尿液排至体外。

（三）学前儿童泌尿系统的特点

学前儿童泌尿系统主要有以下特点：

（1）学前儿童年龄越小，肾体积相对越大，位置越低。若学前儿童肾发育不完善，则肾功能较差，肾小球和集合管的重吸收能力较差。在喂养不当、疾病或应急状态下，学前儿童易出现水肿、脱水、尿毒症等临床症状。

（2）学前儿童的输尿管比成人宽，管壁肌肉及其弹力纤维发育不全，容易受压扭曲，且其紧张度较低，弯曲度较大，因此容易出现尿

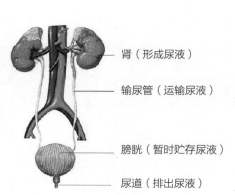

肾（形成尿液）

输尿管（运输尿液）

膀胱（暂时贮存尿液）

尿道（排出尿液）

图2-12 人体泌尿系统

流不畅、尿路感染等现象。

（3）学前儿童新陈代谢旺盛，总尿量较大，但膀胱容量小、黏膜柔嫩，膀胱肌层及弹性组织不发达，储尿功能差。因此，儿童年龄越小，其排尿次数越多。

（4）排尿的调节能力弱。学前儿童的神经系统尚未发育完全，主动控制排尿的能力较弱，会发生不自觉排尿的现象。学前儿童年龄越小，这种表现越突出，常会出现遗尿现象。

（5）学前儿童的尿道短，尤其是女孩。学前儿童的尿道黏膜柔嫩，弹性组织发育不完全，尿道黏膜容易受到损伤和脱落。女孩的尿道开口接近肛门，不注意保持外阴部清洁就很容易发生尿路感染。感染后，细菌可以经尿路上行引发泌尿系统其他部位的炎症。

（四）学前儿童泌尿系统的卫生保健

1. 提供充足的水分

学前儿童应每天摄入一定量的水，这样既可以满足机体新陈代谢的需要，及时排出体内的代谢废物，又可以通过排尿发挥清洁尿道的作用，降低尿路感染的发病率。

2. 培养及时排尿的习惯

排尿是人的基本生理需求，家长和教师应注意培养学前儿童及时排尿的习惯，不要让学前儿童长时间憋尿；应鼓励学前儿童只要有需求，即可排尿或提出排尿要求，如睡觉前排尿、起床后排尿、户外活动前排尿等。但是，家长和教师也不要过于频繁地提醒学前儿童排尿，以免造成尿频。

3. 预防尿路感染

预防学前儿童尿路感染的方法如下：

（1）家长和教师应让女童养成每晚睡前清洗外阴的习惯，注意使用专用的毛巾和盆，经常消毒所用毛巾。

（2）婴幼儿1岁以后尽量不要再穿开裆裤，家长要督促其不要随意坐在地面上。

（3）家长和教师要教会学前儿童大便后从前往后擦屁股，防止大便中的细菌进入尿道，引发尿路感染。

（4）托幼机构、家中的坐便器应按相关规定每天消毒，保持清洁。

（5）家长和教师要避免学前儿童玩弄自己的生殖器。

💡【1+X 幼儿照护等级职业技能考试（初级）·考点练习】

便后清洁

★任务情境

幼儿园午睡时间，老师闻到了一股臭味，原来是有个小朋友把大便排到裤子里了。

问题：老师应该怎样实施照护？

幼儿照护模拟房间提供以下备品。

名称	实施条件	要求
实施环境	模拟房间、理实一体化多媒体教室、无线网络	干净、整洁、安全、温度和湿度适宜、实时在线观看学习资料
设施设备	照护床、椅子、幼儿方针模型、幼儿排便设施	无损坏、松动
物品准备	签字笔、记录本、消毒剂、便盆、水盆及温水、小毛巾、卫生纸、护臀霜或润肤油	物品准备齐全、符合要求
人员准备	照护者具备便后清洁的操作技能和相关知识	照护者着装整洁，洗手、剪指甲

请写出具体实施步骤。

（一）评估

项目	要求	得分	备注
幼儿			
环境			
照护者			
物品			

（二）计划

序号	内容	得分
1		
2		

（三）实施

序号	内容	得分
1		
2		
3		
4		

（四）评价

序号	内容	得分
1		
2		

六、内分泌系统

内分泌系统——人体内的"化学信使"。内分泌系统是人体内的调节系统，它与神经系统配合，共同调节机体的各种生理功能，使之更好地适应体内外环境的变化。

（一）内分泌系统概述

内分泌系统（图2-13）是人体内的调节系统，由内分泌腺和分布于其他器官的内分泌细胞组成。内分泌腺释放的化学物质称为激素，其对人体的生长发育、性成熟及物质代谢具有调节作用。人体的主要内分泌腺有垂体、松果体、甲状腺、甲状旁腺、肾上腺、胰腺、胸腺及性腺等。

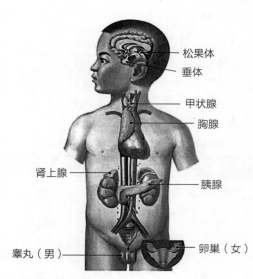

松果体
垂体
甲状腺
胸腺
肾上腺
胰腺
睾丸（男）
卵巢（女）

图2-13 人体内分泌系统

（二）内分泌系统的器官

1. 垂体

垂体位于丘脑下部的腹侧，为一卵圆形小体。垂体是人体最重要的内分泌器官，能分泌多种激素，主要有生长激素、促甲状腺激素和促性腺激素等。垂体分泌的生长激素是影响人体从出生到青春期生长最重要的内分泌激素，能促进组织，特别是骨骼的生长。

2. 甲状腺

甲状腺是人体最大的内分泌腺，重约25g，位于颈前部气管两侧，分左、右两叶。甲状腺能分泌甲状腺激素，甲状腺激素能调节机体的新陈代谢，促进脑细胞的生成与成熟，促进骨骼与生殖器官的发育，提高神经系统的兴奋性等。碘是合成甲状腺激素的原料，可以调节甲状腺的生长和甲状腺激素的分泌。

甲状腺激素分泌过多时可引起突眼性甲状腺肿，表现为心率加快、神经过敏、体重减轻及眼球外凸等症状；甲状腺激素分泌不足时，成人表现为甲状腺功能减退症，小儿则表现为克汀病（呆小病）。

3. 胸腺

胸腺是淋巴器官，兼有内分泌功能。胸腺在胚胎期是造血器官，在成年期可造淋巴细胞等。胸腺分泌胸腺素和促胸腺生成素。有研究表明，胸腺与机体的免疫功能有密切的关系，同时与人体的衰老也有关系。学前儿童的胸腺相对较大，性成熟后胸腺体积最大，此后逐渐萎缩。若学前儿童的胸腺发育不完善，机体的免疫功能就会受到影响，导致学前儿童反复出现呼吸系统感染或腹泻等疾病。

（三）学前儿童内分泌系统的特点

1. 垂体

垂体分泌的生长激素可加速组织生长速度，尤其是对骨骼的生长。在4岁前和青春期，垂体的生长最为迅速，功能也最为活跃。学前儿童的睡眠时间较长，垂体分泌的生长激素较多。生长激素能促进儿童骨骼生长，帮助人体合成蛋白质。如果生长激素分泌减少，会影响儿童的生长发育，甚至使其患上侏儒症。生长激素分泌过多则可能导致儿童生长速度过快，患上巨人症。

2. 甲状腺

甲状腺分泌含有碘的甲状腺素，它能促进机体的新陈代谢，维持机体的正常生长发育，对骨骼和神经系统的发育十分重要。碘过量或过少都会导致甲状腺疾病，对幼儿的生长发育产生严重的不良影响。甲状腺激素分泌过多可导致甲状腺功能亢进症，表现为甲状腺增大、多汗、心率加快、易激惹、基础代谢率增加等症状，部分病例可见突眼症。严重的先天性碘缺乏可造成婴儿出生后智力低下，有不同程度的听力障碍、身材短小等情况，即克汀病。

3. 胸腺

胸腺与机体的免疫技能有密切关系，学前儿童胸腺发育较快，胸腺分泌的胸腺素可激活淋巴干细胞，对机体免疫具有重要作用。所以学前儿童胸腺发育不全，就会影响机体的免疫功能，反复出现呼吸道感染或腹泻等疾病。

（四）学前儿童内分泌系统的卫生保健

1. 合理作息，保证充分的睡眠

充足的睡眠可以保证内分泌系统进行正常的生理活动，让生长激素分泌增加，促进学前儿童的生长发育。教师和家长要为学前儿童安排好一日生活作息时间，劳逸结合。

2．提供科学合理的膳食

科学合理的营养膳食能够保证学前儿童生长发育的需要，提高内分泌系统功能。根据国家相关规定合理使用添加碘的盐，可预防克汀病。

七、神经系统

神经系统——人体的"总司令部"。神经系统的基本结构和功能单位是神经细胞，又称作神经元。它由细胞体和突起两部分构成。突起分为树突和轴突，神经元具有接受刺激、传递信息和整合信息的功能，神经元受到刺激后能产生兴奋，并把兴奋传导出去。任何一项活动都不是由单个神经元来完成的，它需要数以万计的神经元一个一个地传导出去。

（一）神经系统概述

神经系统是机体内起主导作用的系统。内、外环境的各种信息由人体感受器接收后通过周围神经传递到脑和脊髓的各级中枢进行整合，再经周围神经控制和调节机体各系统器官的一系列活动，维持机体与内、外界环境的相对平衡。神经系统分为中枢神经系统和周围神经系统两大部分。

（二）中枢神经系统

中枢神经系统由脑和脊髓组成，分别位于颅腔和椎管内，两者在结构和功能上紧密联系。

1．脑

脑（图2-14）位于颅腔内，是神经中枢的高级部分，包括大脑、小脑、间脑和脑干。成人脑重1300～1400克。

（1）大脑。大脑是中枢神经系统最高级的部分，是脑的主要部分，分为左右两个大脑半球，即左大脑半球和右大脑半球，各大脑半球都会包括四个部分——额叶、顶叶、枕叶、颞叶，各大脑半球起着不同的作用，如额叶指挥人辨别方向，顶叶有躯体感觉中枢，枕叶负责人的视觉中枢，颞叶有支配听觉中枢的作用。

大脑半球表面覆盖一层灰质，称为"大脑皮质"，其表面凹凸不平，形成脑沟（凹陷）、脑回（凸起）。皮质深层为白质，由各种神经纤维构成。大脑每侧半球内各有一个内腔，即侧脑室。大脑皮质是神经系统调节躯体运动的最高中枢，同时它对内脏活动也有调节作用。

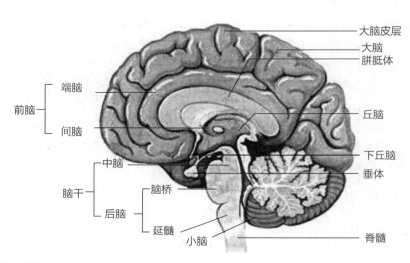

图2-14　脑（矢状切面）

（2）小脑。小脑位于大脑的后下方，颅后窝内，延髓和脑桥的背面。小脑是运动的重要调节中枢，有大量的传入和传出联系。小脑对信息刺激的神经冲动进行整合，并通过传出纤维调节和纠正各有关肌肉的运动，使人体的随意运动保持协调。此外，小脑在维持身体平衡方面也起着重要作用，如改变躯体不同部分肌肉的张力，使机体在重力作用下做加速或旋转运动时保持姿势平衡。若小脑受到损伤，则人体将会失去平衡，出现运动不协调的症状。

（3）间脑。间脑位于中脑上方，主要包括丘脑和下丘脑两个部分。丘脑又称"背侧丘脑"，是间脑中最大的卵圆形灰质核团，位于第三脑室的两侧，左、右丘脑借灰质团块（称为"中间块"）相连。丘脑不仅是嗅觉冲动传向大脑皮质的"转换站"，而且是重要的感觉整合器官之一。丘脑的主要功能是维持和调节意识状态、警觉、注意力等。下丘脑位于丘脑沟之下，控制脑垂体活动，是调节内脏活动和内分泌活动的较高级神经中枢。

（4）脑干。脑干位于大脑下方，是大脑和脊髓之间的较小部分器官，呈不规则的柱状。脑干包括中脑、脑桥和延髓。中脑是视觉与听觉的反射中枢，如瞳孔、眼球、肌肉等活动均受中脑的控制。脑桥的作用是协调身体两侧肌肉活动，对人的睡眠有调节和控制作用。延髓居于脑的最下部，与脊髓相连，其主要功能是控制呼吸、心跳、消化、吞咽等活动，被称为"生命中枢"。脑干的主要功能是维持人的生命。

2. 脊髓

脊髓位于椎管内，呈圆柱形，前后稍偏，外包被膜，脊髓与脊柱的弯曲趋向一致，脊髓的上端在平齐枕骨大孔处与延髓相连，下端平齐第一腰椎下缘，长约40～45cm，脊髓的末端变细，称为脊髓圆柱。

脊髓的功能主要体现在以下四个方面：

（1）反射功能。脊髓能完成人体的相关反射活动，如膝跳反射、竖毛反射、头皮反射、排尿及排便反射等反射活动。随着年龄不断增长，学前儿童的反射能力逐渐增强。

（2）传导功能。脊髓有着重要的传导功能，脊髓的白质主要由上行纤维和下行纤维将脑、躯干和内脏联系在一起，人的大部分内脏感觉都是通过脊髓传至脑，然后由脑将所要传出的神经冲动沿下行传导束传到脊髓，再由脊髓传导给人体各个器官，以完成各种运动。

（3）运动功能。人体具有自我保护意识，如当人遇到危险性刺激时就会自动产生运动功能。运动功能强度与刺激强度相关，刺激越大，运动强度越大。

（4）调节功能。人体内脏活动需要脊髓调节才能维持正常的生理活动。

（三）周围神经系统

周围神经系统包括脊神经、脑神经和自主神经。周围神经分布于人体全身。它们把中枢神经与全身各器官联系起来。

1. 脊神经

脊神经连接于脊髓，分布在躯干、腹侧面和四肢的肌肉中。其主要功能是支配身体和四肢的感觉、运动和反射。脊神经共31对，其中包括8对颈神经、12对胸神经、5对腰神经、5对骶神经、1对尾神经。

2. 脑神经

脑神经也称"颅神经"，从脑出发，主要分布于头部、面部。脑神经共12对。12对脑神经中，除嗅神经、舌下神经外，其余10对神经均可受损，表现为视力障碍、复视等症状。

3. 自主神经

自主神经是内脏神经纤维中的传出神经，分布于内脏器官，是支配内脏器官的传出神经，主要功能是控制心脏搏动、呼吸、消化、血压、新陈代谢等。

（四）学前儿童神经系统的特点

1. 脑发育迅速

妊娠3个月后，胎儿的神经系统已基本形成，出生前半年至出生后1年是脑细胞数量增长的重要阶段。新生儿出生时，大脑的重量约为370g；6个月时，其大脑的重量增加一倍；2岁左右时，大脑的重量翻倍增长；7岁左右时，大脑的重量接近成人。这说明学前儿童的大脑发育非常迅速。大脑与其他部分发育不同，大脑的发育是一次性完成的，具有不可逆性。若儿童的大脑没有在出生至3岁期间得到充分的发育，则会影响其一生的发展。

2. 大脑易兴奋，易疲劳

随着年龄的增长，学前儿童的大脑不断生长发展。在大脑的生长发育过程中，大脑皮质的兴奋功能逐渐增强，因此，学前儿童的睡眠时间逐渐减少。学前儿童好动、好兴奋，但兴奋时间较短；学前儿童对某一事物的专注力持续时间较短，注意力不集中，容易疲劳。

💡 **幼儿园教师资格证考试·真题·2023年下**

选择题：幼儿园一日活动要动静交替，这与幼儿神经系统的哪一个特点有关？（A）。

A. 易兴奋，易疲劳　　　　B. 不易兴奋，不易疲劳
C. 易兴奋，不易疲劳　　　　D. 不易兴奋，易疲劳

【解析】本题考查学前儿童神经系统的发育特点。

A选项：幼儿大脑皮质易兴奋，不易抑制，常表现为易激动，自控能力差。幼儿的注意力很难持久，易疲劳。因此，在组织幼儿园一日活动时要动静交替。本题选A选项。

B选项：不易兴奋，不易疲劳是成人神经系统的特点。与题干不符，排除。

CD选项是干扰选项，排除。

3. 脑细胞的耗氧量大

神经系统的耗氧量比其他系统高，在神经系统中，脑的耗氧量最高，学前儿童脑细胞的耗氧量约占全身耗氧量的50%。充足的氧气是维持学前儿童脑细胞正常活动的基本条件。

4. 神经髓鞘化

髓鞘包裹在某些神经突起的外面，就像电线的绝缘外皮。随着年龄增长，髓鞘逐渐形成，儿童的动作就会更加准确、迅速。

💡 **幼儿园教师资格证考试·真题·2022年上**

简答题：儿童神经系统发展有什么规律？

【解析】

（1）神经系统发育较早，自出生即开始发展。

（2）神经系统发育不均衡，早期大脑神经系统生长发育迅速，6岁左右发育速度降慢，趋于平缓。

（3）学前教育阶段是神经系统发展的关键期，发展速度快，6岁左右的成熟率接近90%。

（4）随着年龄的增长，脑组织不断发育，神经系统也在不断发展。

（五）学前儿童神经系统的卫生保健

1. 提供合理的营养

营养是脑进行生理活动和生长发育的物质基础，学前儿童正处于快速生长发育的时期，因此

成人一定要保证为其提供合理、充足的营养。如果学前儿童的脑缺乏营养，将影响神经细胞的增长数量和发育质量，因此，家长和教师必须为学前儿童提供合理、丰富的营养物质，如优质蛋白质、牛奶、矿物质、维生素等。

2. 保证充足的睡眠

充足的睡眠可以使幼儿各系统器官，特别是神经系统得到充分的休息，使学前儿童能够缓解疲劳，积蓄能量。长时间睡眠不足会影响学前儿童的身体发育和智力发展。学前儿童睡眠时间的长短根据其年龄不同而有所不同，学前儿童年龄越小，需要的睡眠时间就越长，所以家长和教师要保证学前儿童有充足的睡眠。

3. 保证室内空气清新

清新的空气能为儿童的脑提供充足的氧，因此，家长和教师应经常开窗通风，使室内的空气流通，尽量多带儿童去户外活动，呼吸新鲜空气。

4. 积极开展体育锻炼

体育锻炼可以促进脑的发育，提高神经系统的控制能力。家长和教师应尽量让学前儿童多参加体育锻炼，使大脑皮质的活动更迅速、更准确、更灵活。

八、免疫系统

免疫系统——人体的防御机构。免疫是机体的一种保护性生理反应，其作用是识别和排除抗原性异物，以维持机体内环境的平衡和稳定。

（一）免疫系统概述

免疫系统是机体执行免疫应答及免疫功能的重要系统，由免疫器官、免疫细胞和免疫分子组成。

1. 免疫器官

免疫器官主要有脾脏、淋巴结、扁桃体、胸腺、骨髓等，可产生免疫细胞。

2. 免疫细胞

免疫细胞是人体内具有免疫功能的细胞，主要有淋巴细胞和各种吞噬细胞两大类。

3. 免疫分子

免疫分子包括补体、免疫球蛋白、细胞因子等。

（二）免疫系统的功能

免疫系统具有识别和排除抗原性异物、与机体其他系统相互协调、共同维持机体内环境稳定和生理平衡的功能。免疫系统是防卫病原体入侵最有效的武器，但其功能的亢进会对自身器官或组织产生伤害。

免疫系统的功能主要体现在以下几个方面：

（1）识别和清除外来入侵的抗原，如病原微生物等。这种防止外界病原体入侵和清除已入侵病原体及其他有害物质的功能称为免疫防御。这种功能可使人体免于病毒、细菌、污染物质及疾病的攻击。

（2）识别和清除体内发生突变的肿瘤细胞、衰老细胞、死亡细胞或其他有害成分。这种随时发现和清除体内出现的"非己"成分的功能称为免疫监视。新陈代谢产生的废物及免疫细胞与病毒"战斗"后遗留的残骸，都必须借由免疫细胞加以清除。

（3）通过自身免疫耐受和免疫调节使免疫系统内环境保持稳定。免疫细胞能在一定程度上修补受损的器官和组织，使其恢复原来的功能。健康的免疫系统是无可取代的，但仍可能因为持续摄取不健康的食物而失效。

（三）人体免疫的分类

根据产生方式的不同，人体免疫可分为非特异性免疫和特异性免疫两大类。

1. 非特异性免疫

非特异性免疫是个体生来就具有的免疫力，可以遗传给后代。由于这种免疫力不是针对哪一种疾病的，只是一般的免疫力，因此被称为非特异性免疫力。例如，皮肤、黏膜的屏障作用，白细胞的吞噬作用等。在生活中，人们可以通过日常护理和科学的膳食保护人体非特异性免疫。

2. 特异性免疫

特异性免疫是后天获得的免疫能力。例如，某幼儿得过一次麻疹，就有了对麻疹病毒的免疫力，绝大部分情况下不会感染第二次。由于这种免疫力具有很强的针对性，因此被称为特异性免疫。特异性免疫有主动免疫和被动免疫两种。

（1）主动免疫。主动免疫是指机体接受抗原刺激后，因两者相互作用而建立起来的特异性免疫应答。它的产生需要一定的潜伏期，一旦建立则维持的时间比较长，可以持续几个月甚至几年。根据获得方式的不同，主动免疫可分为天然主动免疫和人工主动免疫。天然主动免疫是人或动物在天然情况下接受抗原刺激所产生的免疫力，一般是在患各种传染病或隐性感染之后获得的。例如，患伤寒病后，患者即获得对伤寒杆菌的免疫力。人工主动免疫是用人工方法给人或动物接种疫苗、类毒素等抗原，刺激机体产生的免疫力。人工主动免疫为消灭和预防传染病做出了巨大贡献。

（2）被动免疫。被动免疫是指机体被动接受抗体、致敏淋巴细胞或其产物所获得的特异性免疫能力。被动免疫与主动免疫不同，其特点是：效应快，不需要经过潜伏期；一经抗原输入，可立即获得免疫力，但维持时间较短。按照获得方式的不同，被动免疫可分为天然被动免疫和人工被动免疫。天然被动免疫是人或动物在天然情况下被动获得的免疫力。例如，母体内的抗体可经胎盘或乳汁传给胎儿，使胎儿获得一定的免疫力。人工被动免疫是用人工方法给人或动物直接输入免疫物质（如抗毒素、丙种球蛋白、抗菌血清、抗病毒血清）而获得免疫力。这种免疫力效应产生较快，但维持时间较短。一般用于治疗或在特殊情况下用于紧急预防。

（四）学前儿童免疫系统的特点

学前儿童的免疫系统状况与成人明显不同，导致学前儿童疾病具有特殊性。实际上，新生儿出生时免疫器官和免疫细胞均已成熟，但各种免疫功能（包括非特异性免疫和特异性免疫）尚不健全，原因是机体未接触过病原体，尚未建立免疫记忆，对各种病原体甚至致病力很弱的细菌也有易感性，可以理解为"无经验"。人体完整的免疫系统是逐步发育成熟的。从胚胎期到出生后数年内，随着年龄的增长，免疫系统逐渐发育至成人水平。

1. 非特异性免疫

幼儿体内吞噬病菌的中性粒细胞缺乏辅助因子，其吞噬杀菌功能比成人差。婴幼儿的皮肤黏膜屏障功能较差，细菌比较容易经皮肤、黏膜感染而进入血流，导致败血症。婴幼儿的淋巴结功能尚未成熟，屏障作用较差；血脑屏障发育不成熟，局部有细菌感染时病原菌可以通过血脑屏障侵入大脑而导致脑炎。

2. 特异性免疫

婴幼儿体内的免疫记忆细胞数量少，产生抗体的能力弱。出生后6个月的婴儿体内的抗体来源于母体。6个月后，婴儿从母体获得的免疫球蛋白消耗殆尽。此时，婴儿接触过的细菌、病毒种类尚少，自身免疫系统还没有形成足够丰富的免疫记忆，遇到未接触过的病菌就有可能患病。

（五）学前儿童免疫系统的卫生保健

1. 注意皮肤保洁

皮肤是保护人体的第一道防线，皮肤通过汗液和皮脂排泄的脂肪酸形成的酸性环境能抑制病菌的生长，而只有清洁、完整的皮肤才能成为防线。因此，成人一定要督促幼儿保持皮肤的清洁和完整性。

2. 不宜轻易切除扁桃体

扁桃体是具有免疫功能的淋巴组织，在机体防御疾病中起"门卫"作用。但由于解剖位置和结构方面的特点，病原体极易藏匿于扁桃体处，并引发感染，导致学前儿童急、慢性扁桃体炎的发病率居高不下，有的还会引起一些严重的全身性疾病，如风湿热、肾炎等。

目前，医学界专家对扁桃体切除持不同意见，有的专家主张单纯扁桃体炎在一般情况下不必切除扁桃体，如有反复化脓性感染、过度肥大或出现风湿、肾炎等疾病，再考虑扁桃体切除。

3. 打防疫针

打防疫针可以使幼儿体内产生特异性免疫力。人类之所以能消灭天花，就是靠全世界范围内大规模接种牛痘。牛痘是最早的"防疫针"。目前，许多传染病的控制措施主要是打防疫针，如麻疹疫苗、白喉疫苗、脊髓灰质炎疫苗、流行性脑脊髓膜炎疫苗、乙型脑炎疫苗等。每一种防疫针都有其特定的应用范围和时间，家长应在防疫部门的指导下按规定给孩子打防疫针。

4. 不可滥用免疫抑制剂和免疫增强剂

免疫抑制剂是抑制免疫活性细胞而降低免疫功能的药物。其主要包括抗肿瘤药物、某些抗生素、肾上腺皮质激素等。这些药物必须在医生的指导下根据病情适当使用，切忌滥用。有些家长在幼儿稍有不适时就立刻使用抗生素，甚至为了预防疾病而给幼儿服用抗生素，这种做法是很不妥当甚至有害的。因为有些抗生素对人体的免疫功能有抑制作用，长期大量应用可造成继发性免疫缺陷病，使人体的免疫力下降。

免疫增强剂能增强机体的免疫功能，主要包括卡介苗、转移因子、胸腺素、干扰素、左旋咪唑等。这些药物在医生的指导下合理应用，否则会造成免疫功能紊乱、病情加重等恶果。

九、感觉器官

人们认识世界从感觉开始，感觉器官（感受器）接受外界环境和身体内部的各种刺激，产生神经冲动，传入中枢神经系统，进行分析综合，产生感觉。

感受器可分为两大类：一类是感受体内各种变化的感受器，称为内感受器，位于肌肉、关节和内脏中，可以把身体的位置和姿势等传入中枢；另一类是外感受器（图2-15），包括眼、耳、鼻、舌、皮肤等，主要感受外界环境的变化，它们的构造复杂，而且有一些附属结构。例如，视觉器官、嗅觉器官、听觉器官、味觉器官及皮肤等都是外感受器。

（一）眼

1. 眼的结构及功能

眼是人的视觉器官，也是人的重要感觉器官。眼由眼球及眼的附属物构成。眼球包括眼球壁、眼内腔和内容物、神经血管等。眼球壁主要分为外、中、内三层，外层由角膜、巩膜组成，

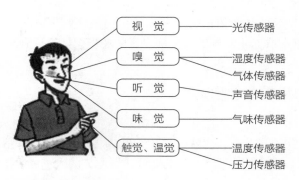

图2-15 人体的外感受器

前六分之一为透明的角膜，其余的六分之二为白色的巩膜（俗称眼白）。眼球的外层主要起维持眼球形状和保护眼内组织的作用，角膜是接受信息的前哨入口。中层又称为葡萄膜，具有丰富的色素和血管，包括虹膜、睫状体和脉络膜三个部分。内层为视网膜，是一层透明膜，有很精细的网络结构及丰富的代谢和生理功能，也是视觉形成的神经信息传递的第一站。

眼球的附属结构有眼睑、结膜、泪器和眼肌等（图2-16）。眼睑具有保护眼球的作用；结膜有保护和便于眼球移动的作用，结膜腺分泌的黏液可润滑眼球表面；泪器由泪腺和泪道组成，泪腺分泌的泪液可湿润眼球，清除灰尘异物和杀菌；眼肌有促进眼球运动的作用。

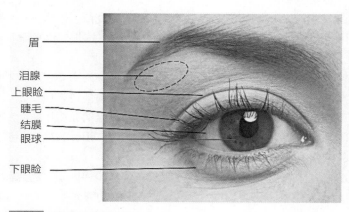

图2-16 眼的结构（正面观）

2．学前儿童眼的生理特点

（1）眼球前后径较短。学前儿童的眼球比较小，前后径很短，眼球不圆，物体成像于视网膜的后面，形成生理性远视。一般到五六岁，学前儿童的眼球逐渐发育完善，前后径发育至正常后即形成正视。

（2）晶状体弹性大。学前儿童晶状体的弹性大，调节能力也强，因此能看清很近的物体。但是，如果学前儿童养成了不良的用眼习惯，长时间看太近的物体，就会使眼肌因过度紧张而疲劳，形成近视。

（3）可能出现弱视。

3．学前儿童眼的卫生保健

（1）定期检测，尽早发现及时矫正。有些儿童的眼睛会因为先天性因素或在后天发育过程中出现视觉异常，家长和教师应及早发现、及早矫正。学前儿童常见的视觉异常有近视、弱视和斜视。

（2）培养学前儿童良好的卫生习惯，教育儿童养成良好的用眼习惯，有保护眼睛的意识。

（3）为儿童创设良好的采光条件。

（4）为儿童提供的书籍字体宜大，字迹、图案应清晰。

（5）预防眼外伤。

（6）供给足够的营养。

（二）耳

1. 耳的结构及功能

耳（图2-17）由外向内依次是外耳、中耳和内耳。外耳包括耳郭、外耳道，中耳包括鼓膜、鼓室、听小骨，内耳包括前庭、半规管、耳蜗。

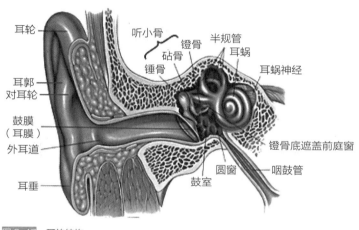

图 2-17　耳的结构

外界声波被耳郭收集，经过外耳道传递，引起鼓膜振动。振动波通过听小骨增大振动力量，刺激耳蜗内的听觉感受器产生神经冲动。神经冲动沿着听神经，传入到大脑皮质的听觉中枢，形成听觉。

耳的结构及功能如表2-1所示。

表2-1　耳的结构及功能

耳的结构		耳的功能
外耳	耳郭	收集声波
	外耳道	内接鼓膜，是声波传入中耳的通道
中耳	鼓膜	外耳道底部的椭圆形薄膜在声波的作用下产生振动
	鼓室	鼓膜和内耳之间的小腔，内有听小骨，有咽鼓管通咽部
	听小骨	从外向内依次是锤骨、砧骨、镫骨，连接骨膜、内耳，传递振动
内耳	前庭	内部有感受头部位置变动的感觉器，具有反射作用，可以维持身体的平衡
	半规管	
	耳蜗	内有听觉感受器，同与听觉有关的神经相连

2. 学前儿童耳的生理特点

学前儿童耳郭的皮下组织较少，血液循环较差，所以冬天儿童的耳郭容易长冻疮；咽鼓管相对比较短、平直、管径较粗；耳蜗的感受性较强，听觉敏锐，特别是对噪声敏感；当声音达到60分贝时，呼吸就会有所改变，开始影响睡眠和休息。

3. 学前儿童耳的卫生保健

（1）冬天注意保暖，预防冻疮。

（2）不要用尖利的工具给学前儿童掏耳朵。

（3）避免异物进入外耳道。

（4）帮助学前儿童掌握擤鼻涕的正确方法，预防中耳炎。

（5）减少环境中的噪声，进行听觉监测，尽早发现有听力障碍的学前儿童。

💡 **幼儿园教师资格证考试·真题·2021年上**

选择题：保护幼儿听觉器官的正确做法是（A）。

A. 引导幼儿遇到噪声时捂耳、张嘴　　B. 经常帮助幼儿掏耳、去耳屎

C. 要求幼儿捏住鼻翼两侧擤鼻涕　　D. 经常让幼儿用耳机听音乐、故事

【解析】本题考查的是学前儿童感觉器官的特点及保健。

A选项：遇到噪声，可以通过捂耳或张大嘴巴保护耳朵。一方面把耳朵捂上之后，自然会减少声音对耳朵的伤害，另一方面张开嘴巴就可以将这种具有破坏性的声波能量抵消掉，从而保护耳朵，A选项正确。

B选项：经常帮助幼儿掏耳、去耳屎，可能会伤害外耳道甚至鼓膜。与题干不符，排除。

C选项：擤鼻涕的正确方法：用手捏住一侧鼻孔后用力出气擤出另一侧鼻孔的鼻涕，再用同样的方法擤另外一侧。与题干不符，排除。

D选项：经常用耳机听音乐、故事，对听力有较大的伤害。与题干不符，排除。

（三）鼻

1. 鼻的结构

鼻是呼吸道的起始部分，也是嗅觉器官。鼻腔是位于两侧面颅之间的腔隙，以骨性鼻腔和软骨为基础，表面衬以黏膜和皮肤而构成。鼻腔是顶狭底宽、前后径大于左右两侧的不规则狭长腔隙，前起前鼻孔，后止后鼻孔，通鼻咽部。鼻腔由鼻中隔分为左、右两腔，前方经鼻孔通外界，后方经鼻后孔通咽腔。每侧鼻腔可分为鼻前庭和固有鼻腔两个部分。

2. 鼻的功能

（1）对吸进的空气有加温、湿润及过滤作用。鼻孔内的鼻毛有清洁、保护鼻的功能，可挡住过滤吸气时被吸入的灰尘颗粒。鼻腔被其侧壁上突出的上鼻甲、中鼻甲和下鼻甲分为上鼻道、中鼻道和下鼻道。鼻腔和这些鼻甲表面附有一层黏膜，黏膜内的腺细胞会分泌黏液（鼻涕），不但可以黏住灰尘颗粒和致病菌，而且可以帮助湿润空气。借助鼻纤毛的运动，这些黏液所捕捉的灰尘可被排出体外。黏膜下富含血管，可温暖干燥而寒冷的空气。经由鼻毛、黏液、血管的作用，被吸入的空气变得温暖、清洁、湿润，而后再进入肺中。

（2）接受嗅觉刺激。嗅觉感受器位于上鼻腔上方区域的黏膜，这一区域称为嗅觉区。此处有嗅觉神经，能使人分辨空气中不同的气味。

（3）作为说话发声的共鸣腔，鼻腔可以辅助发声，使发出的声音经由共鸣作用而更加洪亮、好听。

3. 学前儿童鼻的生理特点

（1）由于面部颅骨发育不全，学前儿童的鼻和鼻腔相对短小。新生儿及出生后数月的婴幼儿几乎没有下鼻道。之后，随着年龄的增长，面部颅骨、上颌骨的发育以及出牙，鼻道逐渐加长、加宽。到4岁时，学前儿童的下鼻道才完全形成。

（2）学前儿童没有鼻毛，鼻黏膜柔弱且富于血管，因此易受到感染。感染时，鼻黏膜的充血肿胀常使狭窄的鼻腔更加狭窄，甚至闭塞，引起呼吸困难。即使是普通感冒，婴幼儿也可能会发生呼吸困难。

（3）学前儿童的鼻窦不发达，出生时，上额窦及筛窦虽已形成但却极小，额窦及蝶窦则完全未发育。之后，随着年龄的增长，面部颅骨和上颌骨逐渐发育，鼻窦也逐渐发育完成。但各个鼻窦的发育也不完全一致，如上颌窦在2岁后开始迅速增大，到6岁时已较宽而深；筛窦的发育速度与上颌窦相似；出生后第2年，额窦开始出现，6岁时如豌豆大小，12～13岁时才发育完善；蝶窦到3岁时才与鼻腔相通，6岁时开始很快增大。学前儿童的鼻窦发育较差，因此易患上呼吸道感染，但极少引起鼻窦炎。

4. 学前儿童鼻的卫生保健

（1）教育学前儿童不要挖鼻孔，因为挖鼻孔易损伤鼻腔黏膜，引起鼻出血；手指上的病菌极易沾染到鼻黏膜上，引发黏膜发炎，甚至阻塞呼吸。清理鼻涕时注意动作要轻，若鼻屎过多，可以擤出或用湿毛巾轻轻粘出，千万不要过于用力。要保护好鼻毛，因为鼻毛可以过滤灰尘和细菌，保证它们在呼吸过程中不会被吸入肺部。

（2）教育学前儿童不要把小物品塞进鼻孔。打喷嚏时要用干净的纸巾遮盖口鼻，轻轻擤出鼻涕。

（3）冬季外出时，要给学前儿童戴口罩、围巾，以保护鼻黏膜不受过冷刺激，也可给其在鼻周擦抹一些防护霜，减轻反复擦拭引起的干裂和疼痛。

（4）让学前儿童加强锻炼，鼓励学前儿童进行鼻部按摩，不断提高学前儿童的免疫力，积极防治感冒和继发性细菌感染等。

（四）舌

1. 舌的结构及功能

舌是口腔底部向口腔内突起的器官。人类的舌是语言的重要器官，由骨骼肌组成，可以帮助品尝、咀嚼、吞咽食物，也是帮助发声的器官之一。舌还是味觉器官之一，能辨别酸、甜、苦、咸、鲜味，舌表面的大部分是味蕾。舌尖两侧对甜、咸敏感，舌头中部周围对辣敏感，舌头两侧对酸最敏感，舌根对苦最敏感。舌上面长有许多细小的突起，称为舌乳头。舌乳头根据形状的不同分为丝状乳头、菌状乳头和轮廓乳头三种。人类全身上下，最强韧有力的肌肉就是舌肌。

2. 学前儿童舌的卫生保健

家长和教师要适时引导学前儿童尝试多种味道的食物，同时培养幼儿良好的饮食习惯，防止幼儿挑食、偏食。

（五）皮肤

1. 皮肤的结构

皮肤覆盖人的全身，保护机体免受外界环境的直接刺激，并有感觉、吸收、调节体温、分泌和排泄等生理功能。皮肤由表皮、真皮和皮下组织构成。

（1）表皮。表皮是皮肤的最外层。表皮的最外层是角质层，表皮细胞不断凋亡，角化和脱落成为皮屑。表皮之下是真皮。

（2）真皮。真皮比表皮厚，由致密结缔组织构成，真皮内含有丰富的血管、淋巴管和神经。真皮之下是皮下组织。

（3）皮下组织。皮下组织的主要成分是脂肪组织。皮下脂肪的厚度随着年龄、性别及身体部位的不同而有很大差异。

除上述结构外，皮肤还有附属物，包括毛发、汗腺、皮脂腺、指（趾）甲。人除了手掌和脚底外，其他部位一般都有毛发，这些毛发具有保护作用；汗腺位于真皮深部，可分泌汗液；皮脂腺开口于毛囊，有脂滴经毛囊排出，称为皮脂；指（趾）甲的外露部分为甲板，埋于皮内部分为甲根，甲根下的组织为甲基质（甲的生长区），甲板下面的皮肤称甲床。

2. 皮肤的功能

身兼数职的皮肤，具有多种生理功能。皮肤是重要的感觉器官，也是排泄器官。皮肤的功能主要体现在以下几个方面。

（1）真皮中有丰富的感觉神经末梢，能感受触、痛、冷、热、压、痒等刺激。皮肤上有触觉、痛觉和温度觉感受器。它们的分布并不均匀，密度越大的地方感觉越灵敏。皮肤触觉最灵敏的地方是腹部，最不灵敏的地方是颈、背部。

（2）皮肤有代谢作用。皮肤中的7-脱氢胆固醇在阳光中紫外线的作用下，可转化成维生素D。

（3）保护机体。皮肤有保护机体内部，使之不受外来因素的刺激及损害作用。皮肤可以形成某些具有抗菌作用的物质，抑制和杀死细菌。同时，皮肤中的色素可吸收阳光中的紫外线，避免紫外线穿透皮肤而损伤内部组织。

（4）分泌与排泄功能。皮脂腺分泌皮脂，能滋润皮肤和毛发。汗腺分泌的汗液中大部分是水，还有少量的矿物质、尿素等代谢废物，有些药物也会经过汗液排泄。

（5）对体温调节起主要作用。人体体温过高时，皮下血管扩张，汗腺分泌增多，可增加体热的散发；外界寒冷时，皮下血管收缩，汗腺分泌减少，可减少体热的散发。这有利于人体保持恒定的体温。此外，皮下脂肪具有保温作用。

3. 学前儿童皮肤的生理特点

（1）保护功能较差。学前儿童表皮的角质层比较薄嫩，因此容易受到损伤和感染；学前儿童的皮下脂肪较少，保护功能较差。

（2）调节体温的功能较差。学前儿童的皮下毛细血管网较密，单位时间内通过皮肤的血量相对比成人多。年龄越小，皮肤的表面积相对比成人越大，皮肤散发的热量也相对比成人多。学前儿童神经系统对体温的调节作用还不稳定，在外界温度变化的影响下往往不能及时适应，这是学前儿童易患感冒的原因之一。

4. 学前儿童皮肤的卫生保健

（1）培养学前儿童良好的卫生习惯。皮肤表面的皮脂和汗液里的有机物是细菌生长繁殖的良好物质条件，而且这些物质在皮肤表面积聚过多会堵塞汗腺和皮脂腺开口，阻碍正常新陈代谢的进行。同时，清洁的皮肤有利于减少疾病的发生。所以，成人要让学前儿童养成良好的卫生习惯，定期帮助学前儿童清洁皮肤，尤其是裸露在外的脸、手、耳、颈等部位的皮肤，勤换内衣裤。此外，成人还应注意使学前儿童的头发保持清洁。

（2）注意衣着卫生。不同年龄、不同季节，学前儿童的衣着应有不同的要求。学前儿童年龄越小，体温调节能力越差，天气寒冷时应多穿衣服，注意防寒保暖；天气热时则应注意防暑降温，夏季选择浅色棉布制作、透气的衣物，尽量不穿化纤织品，以免发生皮肤过敏反应或皮肤病。

（3）不用刺激性化妆品。为保护学前儿童的皮肤，成人不应让学前儿童使用有刺激性的化妆品和香皂，不要给婴幼儿涂口红和指甲、烫发、戴耳环等。

（4）经常组织户外活动。成人应经常带学前儿童到户外活动锻炼，让学前儿童多接受阳光的照射、气流的刺激，以增强学前儿童的免疫力，提高其耐寒和抗病能力。

十、生殖系统

生殖系统的主要功能是产生生殖细胞、繁殖后代和分泌性激素以维持性的特征。

（一）生殖系统的器官

生殖是生物繁衍后代，保证种族延续的重要生命过程。生殖系统（图2-18、图2-19）可分为外生殖器官和内生殖器官两部分。男性的外生殖器官主要有阴茎和阴囊，内生殖器官有睾丸、附睾、输精管、精囊、射精管和前列腺等。女性的外生殖器官主要有大阴唇、小阴唇、阴蒂等，内生殖器官有输卵管、子宫、阴道及卵巢。

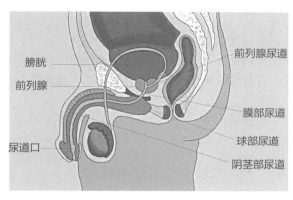

图2-18 男性生殖系统

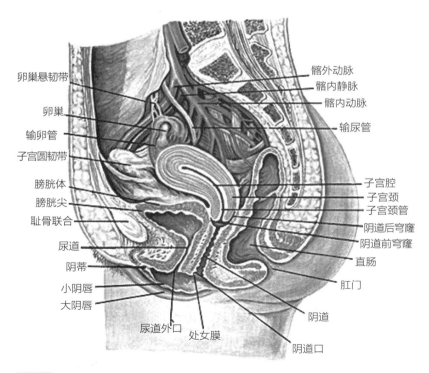

图2-19 女性生殖系统及其毗邻器官

（二）学前儿童生殖系统的特点

学前儿童的生殖系统发育缓慢，进入青春期后迅速发育。1～10岁时，男孩的睾丸发育缓慢，其附属物相对较大；而在10岁之前，女孩的生殖器表现为阴道狭长、无皱襞、酸度低，因此抗菌能力弱，容易发生炎症。

（三）学前儿童生殖系统的卫生保健

1. 普及性知识

3岁左右，学前儿童会发现男女之间的一些差异，如男生和女生小便时姿势不同等；并对"我是怎么来的"之类的问题感兴趣。学前期是儿童形成性角色、发展健康的性心理的关键期。家长和教师应注意给予学前儿童科学、系统化的性教育，使其形成正确的性别自我认同，提高自我保护意识，防范性侵害。

2. 保持外生殖器的卫生

家长和教师应让女童养成每天清洗外阴部的习惯。学前儿童要有专用毛巾、洗屁股盆，不要用洗脚盆洗外阴，毛巾要经常消毒。若学前儿童出现玩弄生殖器的现象或出现习惯性擦腿动作，成人不要责骂儿童，而要以有趣的故事等转移其注意力，并认真查明原因。

3. 衣服要宽松舒适

学前儿童的衣裤应以宽松舒适为主，内衣选择棉质材料。男孩的内、外裤都要宽松，女孩要每天换洗内裤。学前儿童不宜穿紧身衣裤。

【实训】

饮水习惯的培养

幼儿园的小朋友有时玩得高兴，会连吃饭、喝水都顾不上，教师应如何培养幼儿良好的饮水习惯？请按照考核标准进行操作，并写出操作流程。

饮水习惯的培养考核标准

考核内容		考核点	分值	评分要求	扣分	得分	备注
评估 （15分）							
计划 （5分）							
实施 （60分）							

考核内容	考核点	分值	评分要求	扣分	得分	备注
评价 （20分）						
总分			100			

💡 思考练习

1. 学前儿童各系统的生理特点有哪些？
2. 学前儿童各系统的卫生保健要点有哪些？

第三单元 —— 学前儿童膳食营养卫生与保健

知识目标

① 掌握营养素的概念、生理功能、食物来源;

② 掌握学前儿童膳食配制的原则。

技能目标

① 能够根据所学知识对学前儿童饮食进行科学指导;

② 能够制定一周的幼儿园食谱。

素养目标

① 通过学习,使学生掌握营养膳食的专业知识,帮助学生树立健康、科学的生活理念;

② 加深学生对所从事工作的认识,培养学生的创新意识和创新思维。

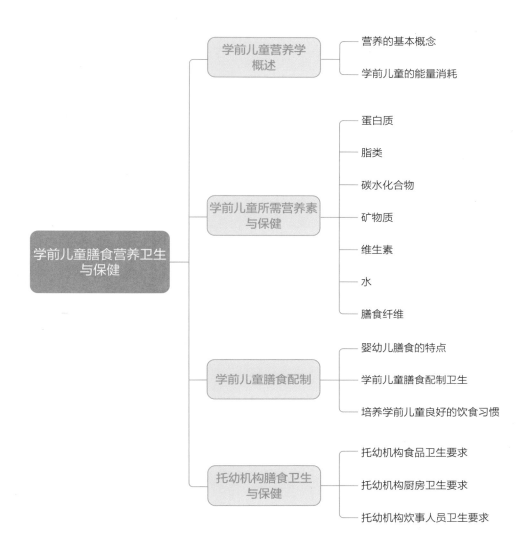

《幼儿园教育指导纲要（试行）》提出：要密切结合幼儿的生活进行安全、营养和保健教育，提高幼儿的自我保护意识和能力；教育幼儿爱清洁、讲卫生；培养幼儿良好的饮食习惯。0~6岁儿童正处于生长发育的旺盛阶段，他们与周围环境的接触日益增多，体力消耗增多，每天必须从膳食中摄取足够的营养物质和热量，这样才能满足正常生长发育、各种生理活动的需要。营养对学前儿童生长发育的影响是一个渐进的过程，因此，幼儿教师对学前儿童营养卫生的学习具有十分重要的意义。

模块一　学前儿童营养学概述

一、营养的基本概念

（一）营养素

营养素是指食物中所含的能为机体提供能量，能够作为机体的构成成分，维持机体基本生理活动，并能促进机体生长发育的化学物质。人体的必需营养素主要包括蛋白质、脂类、碳水化合物、矿物质、维生素、水和膳食纤维七大类。

（二）能量

食物中的碳水化合物、脂类、蛋白质等进入人体，氧化分解后产生的能量又称热能。它是人体进行生理活动和生活活动所需要的动力来源。人体必须有能量才能工作和生活，学前儿童需要能量才能正常生长发育。产热营养素的常用热量单位是千卡（kcal）。学前儿童正处在生长发育的快速阶段，所需能量相对比成人多。为了保证学前儿童的正常生长发育，成人一定要科学地给予学前儿童丰富的营养支持。需要注意的是，能量供给与消耗的平衡，供给不足将造成学前儿童营养不良、生长发育迟缓，免疫力低下；反之，若能量供给过多，则会造成学前儿童肥胖。

二、学前儿童的能量消耗

（一）基础代谢

基础代谢是指在气温为 20~25 ℃的适宜环境中，人清醒、安静、空腹时，维持最基本的生命活动所需要的能量，包括维持体温、肌张力、循环、呼吸、胃肠蠕动等基本生理活动所用能量。基础代谢所需能量受许多因素的影响，包括性别、年龄、体重、环境因素等。学前儿童的基础代谢率相对较高，约占总热量的60%，学前儿童的能量消耗高于成人，是因为其体表面积相对较大，热能散失较多，同时，身体组织生长发育旺盛，参与新陈代谢组织较多。

（二）活动

活动是人体能量消耗中的一项主要支出，这种能量消耗的需要量与个体的活动量有直接关系，存在个体差异性，活动强度、活动时间、活动类型等都会影响这部分能量的消耗。例如，新生儿的活动仅限于吸吮、啼哭，活动所需能量较少；随着年龄的增长，学前儿童的活动量、活动时间以及活动的复杂程度不断增加，这部分的消耗量也相应增加。

（三）生长发育

生长发育的能量消耗为学前儿童特有。学前儿童处于生长发育的特殊时期，需要能量用于形成新的组织和新生成组织的新陈代谢。生长发育所需能量与他们的生长速度成正比，婴儿期和青春期个体的这部分能量消耗最大。1岁以内的婴儿期是生长发育的第一个高峰期，个体的生长发育速度最快，生长发育所需的能量占总能量的25%~30%，以后逐渐减低，直至青春期时会再次增高。

此外，摄取食物也会引起体内能量消耗的增加，即食物特殊动力作用（食物热效应）。人进食后要将食物吸收、代谢和转化，需要消耗额外的能量。这种消耗的需要量与食物的种类有关。其中，蛋白质的食物热效应最大，相当于其自身能量的30%~40%，糖类的食物热效应为

5% ~ 6%，脂肪的食物热效应为4% ~ 5%。

摄入体内的食物不能完全被吸收和利用，有少量未被吸收利用的食物随粪便排出体外，这也需要消耗能量。腹泻或胃肠道功能紊乱时，这部分能量的损耗会成倍增加。

总之，学前儿童的基础代谢率高，活动量比较大，生长发育较快，与成人相比，需要消耗的能量相对更多，且年龄越小，需要的能量越多。当然，由于个体差异的存在，能量的消耗也有所不同。

模块二　学前儿童所需营养素与保健

目前，已知人体必需的营养素有40 ~ 50种，其中最重要的是蛋白质、脂类、碳水化合物、矿物质、维生素、水、膳食纤维七大类。

一、蛋白质

蛋白质是生命的物质基础，是构成细胞的原材料。人体所有细胞的主要成分都是蛋白质成分，可以说没有蛋白质就没有生命。幼儿正处于快速生长发育的时期，需要不断形成新的细胞和组织，需要蛋白质为其生长发育提供原料。

（一）蛋白质的组成与分类

蛋白质的基本组成单位是氨基酸，食物中的蛋白质经消化分解成氨基酸，才能被人体吸收利用。人体内的蛋白质种类繁多，功能、性质各异，都是由20多种氨基酸按不同比例组合而成的，它们组成各种蛋白质，对机体都是不可缺少的。

按照人体对蛋白质的需求，氨基酸可以分为必需氨基酸和非必需氨基酸两大类。其中，人体内不能自然合成，必须靠食物中的蛋白质来补充的氨基酸称为必需氨基酸；人体自身可以合成或可以由其他氨基酸转化而成的，不一定非靠食物来补充的氨基酸称为非必需氨基酸。婴幼儿生长发育所需要的必需氨基酸有9种：赖氨酸、甲硫氨酸、色氨酸、亮氨酸、异亮氨酸、苯丙氨酸、苏氨酸、缬氨酸、组氨酸。当必需氨基酸摄入量不足时，个体会因缺乏蛋白质而发生营养不良。

要评定蛋白质的营养价值高低，可以看它所含必需氨基酸是否齐全、配比是否平衡、含量是否丰富。据此，蛋白质可分为以下3种。

1. 完全蛋白质

完全蛋白质又称优质蛋白质，所含必需氨基酸种类齐全、比例恰当、含量充足，营养价值较高。例如，乳品、禽蛋、鱼肉、大豆等不仅能够维持人体的生命和健康，还可以促进幼儿的生长发育。

2. 半完全蛋白质

半完全蛋白质也含有多种必需氨基酸，但含量不足，比例不当。这种蛋白质能维持机体的生命，但不能促进幼儿生长发育，如小麦、大麦的胶蛋白。

3. 不完全蛋白质

不完全蛋白质又称劣质蛋白质，所含必需氨基酸不完全，是一种营养价值较低的蛋白质。若以此作为蛋白质的唯一来源，则其既不能维持生命活动，更不能促进生长发育。例如，玉米中的胶蛋白、肉皮中的胶质蛋白和豌豆中的球蛋白等。

（二）蛋白质的生理功能

1. 构成和修复机体组织

蛋白质是建造和修复机体的重要原料，是生命活动的基础。机体的每一个细胞都是以蛋白质为主要成分的，蛋白质在成人体内约占体重的18%。幼儿需要消耗蛋白质满足其生长发育的需求，幼儿的组织细胞不断增加，机体内的细胞和组织也在不断更新，同时损伤的组织也需要修复，这些都需要蛋白质的参与，而人体内的蛋白质总是处于持续合成和分解的动态平衡状态，因此，婴幼儿所需蛋白质的量相对较多。

2. 供给能量

蛋白质是三大产热营养素之一，可以为人体提供能量，但它并非能量的主要来源，因为消耗蛋白质产能不经济，且大量蛋白质分解代谢产生的物质对肾脏有害。只有在糖类和脂肪摄入不足时，机体才会由蛋白质分解来提供热量。

此外，蛋白质还参与人体内各种物质的运载，各种酶、激素对人体的生理功能的调节，传递遗传信息等。

（三）蛋白质的食物来源及学前儿童的需求量

蛋白质的食物来源包括两个方面，分别为植物性蛋白和动物性蛋白。坚果类、豆类、谷类是植物性蛋白的主要来源。动物性蛋白主要来源于瘦肉（畜肉、禽肉）、鱼、奶、蛋四类食物，其中动物性蛋白和大豆蛋白为优质蛋白，营养价值与利用率都较高。学前儿童每日膳食中蛋白质的推荐摄入量如表3-1所示。

表3-1　学前儿童每日膳食中蛋白质的推荐摄入量

年龄（岁）	推荐量（g/天）
3~4	45
4~5	50
5~6	55

二、脂类

脂肪是脂类的一种，脂肪分解氧化是体内产热的主要形式之一，脂肪是产生热量最高的营养素。

（一）脂肪的组成与分类

脂肪是由脂肪酸和甘油构成的。脂肪酸是脂肪发挥生理功能的重要成分。脂肪酸从结构上可分为饱和脂肪酸与不饱和脂肪酸两大类。其中，不饱和脂肪酸中人体可以合成的称为非必需脂肪酸，人体中不能合成的称为必需脂肪酸。

（二）脂肪的生理功能

（1）脂肪是构成人体的重要成分，脂肪是细胞膜的必需成分，一切人体组织都含有脂肪。脂肪是神经组织、脑、心、肝、肾等组织的组成物质，摄入充足的磷脂有助于大脑的发育及降低体内的胆固醇水平。

（2）供给和储存热能。脂肪产生的热量较大，是三大营养素中产生热量最高的营养素，为机体提供的热能达到机体所消耗热能的1/3。脂肪是储存能量的主要形式，可称作人体的"热能仓库"，摄入热量过多时，多余的热量会转化为脂肪储存在体内，一旦机体需要（如饥饿时），体内储存的脂肪又会氧化分解，释放能量。

（3）保护作用。皮下和内脏周围的脂肪层犹如软垫，对脏器起到固定和保护作用。同时，脂肪层也能防止体内热量的散失，保持体温稳定。

（4）促进脂溶性维生素吸收。维生素A、维生素D、维生素E、维生素K不溶于水，只溶于脂类。这些脂溶性维生素要被人体消化吸收利用，就必须有脂类的参与。食物中若长期缺乏脂肪或机体存在吸收障碍，则会引起脂溶性维生素的缺乏症。

（5）脂肪可以增加食物的色香味，促进人们的食欲，而且脂肪在胃内的排空时间长，可以增加饱腹感。

（三）脂类的食物来源及学前儿童的需求量

脂类主要来源于两类食物：一类是动物性食物，如动物肉、动物内脏、动物油（猪油、牛油、羊油、鸡油、鸭油、鱼油）等；另一类是植物性食物，如花生油、豆油、菜籽油、芝麻油、玉米油、橄榄油等。植物油中不饱和脂肪酸的含量较高，其中人体不能自己合成的必需脂肪酸含量较高。植物油不仅容易吸收，营养价值也比动物油高，所以人们应该尽量食用植物油。

3~6岁学前儿童每日膳食中脂肪的摄入量应占总热能的30%~35%，每日膳食中含50g脂类食物即可满足需要。缺乏脂肪会使幼儿体重下降，皮肤干燥，并可出现脂溶性维生素缺乏症的症状。若脂肪供给太多，则会导致肥胖，也会为动脉粥样硬化等疾病埋下隐患。因此，人们要科学控制脂肪的摄入量。

三、碳水化合物

碳水化合物（carbohydrate）是由碳、氢和氧三种元素组成，由于它所含的氢氧的比例为二比一，和水一样，因此称为碳水化合物。它是为人体提供热能的三种主要的营养素中最廉价的营养素。食物中的碳水化合物分成两类：人可以吸收利用的有效碳水化合物（如单糖、双糖、多糖）和人不能消化的无效碳水化合物（如纤维素），是人体必需的物质。

（一）碳水化合物的组成与分类

有效碳水化合物（糖类）按分子结构分为单糖、双糖和多糖。

1. 单糖

单糖分子结构简单，不需要消化即可直接被人体吸收和利用。单糖主要有葡萄糖、果糖和半乳糖等。

2. 双糖

双糖不能被人体直接吸收，分解为两个单糖分子后才能被人体吸收和利用。双糖有乳糖、蔗糖、麦芽糖等。

3. 多糖

多糖也不能被人体直接吸收，分解为多个单糖分子后才能被人体吸收利用，多糖在谷类、豆类、薯类及水果和蔬菜中含量丰富，是人体热能的主要来源。

（二）碳水化合物的生理功能

1. 提供能量

人体2/3的能量由碳水化合物供给。碳水化合物是膳食中最经济、最主要的能量来源。

2. 构成细胞和组织

碳水化合物是构成人体组织的重要物质，如糖蛋白是细胞膜的成分之一，黏蛋白是结缔组织的重要成分。

3. 维持心脏和神经系统的正常功能

心脏活动主要靠磷酸葡萄糖和糖原供给热能，而神经系统只能由葡萄糖供给热能。血糖降低会导致人昏迷、休克甚至死亡。

（三）碳水化合物的食物来源及学前儿童的需求量

食物中碳水化合物的主要来源是粮谷类（如稻米、玉米、小麦、小米）和根茎类作物（如土豆、红薯、山药、芋头），这两类食物含有大量淀粉，是人体所需碳水化合物的主要来源。此外，还有含糖的其他食物，如蔬菜和水果，它们是纤维素和果胶的主要来源。

学前儿童需要的碳水化合物相对比成人多。若学前儿童通过膳食摄入的碳水化合物过少，就会产生饥饿感，从而消耗蛋白质来产生能量，这样既不经济，也不利于生长发育；若学前儿童摄入碳水化合物过多，则碳水化合物将在体内转变成脂肪囤积起来，造成肥胖。因此，学前儿童对碳水化合物的摄取量应适宜，2岁以上幼儿每日每千克体重大约需要10g碳水化合物，占总热量的55%~60%。学前儿童每日膳食中的碳水化合物的供给以含有复杂碳水化合物的谷类为主，不宜过量食用甜食。

四、矿物质

存在于人体的各种元素，除碳、氢、氧和氮主要以有机化合物的形式出现外，其余各种元素，无论其存在的形式如何，含量多少，统称为矿物质（无机盐）。它们虽然不供给热能，但却是机体的组成成分，能够调节生理功能，是人体不可或缺的营养素。

矿物质包括常量元素与微量元素两大类。人体必需的矿物质中的钙、磷、镁、钠、钾、氯、硫七种元素的含量超过了体重的万分之一，被称为常量元素；而含量极少，其重量小于体重的万分之一的元素被称为微量元素，如铁、锌、碘、氟、铜、镁、锰、铬、硒、钼、铝、镍等。虽然这些元素在体内含量极少，但却是生命活动所不可缺少的，一旦缺乏，就会严重影响儿童的生长发育和健康。学前儿童生长发育过程中比较容易缺乏的主要有钙、铁、锌、碘等矿物质，其主要功能及来源如表3-2所示。

表3-2　学前儿童容易缺乏的矿物质

名称	钙	铁	锌	碘
生理功能	构成牙齿和骨骼的主要原料，维持神经与肌肉的兴奋性，参与凝血	合成血红蛋白的原料，参与体内氧的运输和利用	参与多种酶的合成，保持味觉，维持免疫功能，维持骨骼、皮肤、头发正常生长	合成甲状腺素的重要原料
缺乏病症	骨骼发育迟缓、手足搐搦症、佝偻病	缺铁性贫血	生长发育迟缓，食欲不佳、味觉减退、异食症	甲状腺肿大、克汀病（呆小症）
食物来源	乳类及乳制品；海产品，如虾皮、紫菜；绿叶蔬菜；豆类及豆制品	动物肝脏、血、瘦肉、黑木耳、芝麻酱、海带	海产品（如牡蛎），肉类、动物内脏、鱼类、乳类	海产品（如海带、紫菜、海贝、海鱼等）
每日需求量	1~4岁，600mg 4~7岁，800mg	1~7岁，1mg	1~4岁，9mg 4~7岁，12mg	4~7岁，0.09mg

如何正确给孩子补钙

面对市场上名目繁多的补钙品，一些家长会出现选择性困难症。如何正确选择补钙品？当然，钙片是直接的补钙方式，家长可以每晚给孩子吃一粒钙片。在钙片的选择上，可以选择含有维生素D的钙剂，维生素D可有效促进人体对钙的吸收，让孩子的牙齿和骨骼发育得更好。

1. 补钙忌讳"多管齐下"

需要注意的是，钙、铁、锌、镁不宜同时补充。钙、铁、锌、镁是二价离子，在人体内的吸收会产生竞争作用。对于成长的孩子来说，体内的镁含量通过食物可以达到新陈代谢的需要，不需要额外补充，而镁过量不仅会影响钙的吸收利用，还会引起运动机能障碍，一定要分开补充。

食物少盐，也有利于钙的吸收。钙与钠在肾小管内的重吸收过程中发生竞争，钠摄入量高时，人体就会减少对钙的吸收。10个月内的婴儿不要摄入盐分，可减轻肝脏的负担，同时也能保证婴儿体内钙的吸收利用。

在选择补钙食物时，可以给孩子每天喝一杯牛奶，能够促进骨骼发育。牛奶是人体钙的最佳来源，含有多种氨基酸、乳酸、矿物质及维生素，钙磷比例适当，利于钙的吸收；还可以在孩子的辅食中添加瘦肉、海带、虾皮、豆制品等食物。其中虾皮中含有丰富的蛋白质和矿物质，钙含量极为丰富，被称为"钙库"。

✖误区：

一些家长认为骨头汤的钙含量很高，多喝骨头汤可以促进孩子的生长发育。但事实并非如此，每100g骨头汤中仅含有4mg的钙，钙含量微乎其微。并且骨头汤中的脂肪含量高，孩子吃着不容易饿。家长不要经常给孩子喝骨头汤，长时间喝骨头汤不仅会长胖，还会影响其他食物的摄入。

2. 补钙不要一次补太多

给孩子补钙，什么时候最科学？该不该在饭后给孩子补钙，在孩子睡前补钙是否更容易吸收？这是很多家长所关心的问题。给孩子补钙，饭后的效果会更好一点，因为我们吃的食物吸收消化以后有很多酸性的物质，如氨基酸等，这些酸性物质有促进钙吸收的功能。并且，给孩子补钙时，不要一次补太多，因为一次补的钙越多，吸收率反而越低。相同分量的钙剂分多次吃，更有利于钙的吸收。

此外，分阶段补钙效果会更好。具体来说，在孩子生长发育较快的三个时期即婴儿期、儿童期、青春期补钙，能发挥更好的作用。

✖误区：

在现实中，有不少家长认为"孩子长得快，就不需要补钙"。其实，孩子长得越快越需要补钙。因为长得快，骨骼需要的钙量就会增加，为了防止营养摄入不足，这个时候更需要补钙。值得注意的是，补钙也不宜过量。钙过量的孩子会出现厌食、便秘，严重的还会导致骨头过早成熟，影响孩子将来的身高。家长在给孩子补钙微调中，最好去医院做具体检查，这样才好控制补钙的度和量。

五、维生素

维生素是维持人体正常生命活动所必需的营养素，它既不供给人体能量，也不构成身体组织。维生素多数不能在人体内合成，要靠食物来供给，人体对它的需求量虽然微少，但缺乏时会表现出相应的维生素缺乏症。

维生素可分为脂溶性维生素（维生素A、维生素D、维生素E、维生素K）和水溶性维生素（B族维生素、维生素C）两种。脂溶性维生素溶于脂类，不溶于水，在食物中常与脂类共存，在吸收过程中也与脂类一起进行。水溶性维生素易溶于水，若食物洗涤、加工、烹调不当，就会被破坏，导致维生素含量减少。学前儿童容易缺乏的常见维生素有五种，即维生素A、维生素B_1、维生素B_2、维生素C、维生素D，如表3-3所示。

表3-3 学前儿童容易缺乏的维生素

名称	维生素 A	维生素 B_1	维生素 B_2	维生素 C	维生素 D
生理功能	维持正常视觉、上皮组织发育，增强免疫力	参与糖类的代谢，维持神经、心脏正常工作	构成辅酶，参与糖类的代谢	参与代谢，促进伤口愈合，增强抵抗力，治疗坏血病	促进钙、磷的吸收，使骨骼和牙齿正常发育
缺乏病症	眼干燥症、夜盲症、毛囊角化	食欲减退、心血管系统症状、末梢神经炎、脚气病	口角炎、舌炎、口腔溃疡、畏光	乏力、厌食、伤口不容易愈合、坏血病	佝偻病、手足搐搦症
来源	动物的肝脏、蛋黄、鱼肝油、胡萝卜、菠菜、辣椒	粗加工的粮谷类、豆类、动物内脏等	动物内脏、奶类、蛋类、豆类、绿叶蔬菜	新鲜蔬菜和水果、绿叶蔬菜、青椒、橘子、猕猴桃等	鱼肝油、动物肝脏、蛋黄、晒太阳
每日需求量	1~4岁，0.5mg 4~7岁，0.7mg	1~4岁，0.6mg 4~7岁，0.7mg	1~4岁，0.6mg 4~7岁，0.7mg	1~4岁，60mg 4~7岁，70mg	7岁前0.01mg

六、水

水是生命之源，人体丢失20%的水便无法生存。人体中的水约占体重的2/3，分布于人全身所有的细胞和组织中，是维持生命活动必需的物质。年龄越小，人体内的含水量越大。

（一）水的生理功能

（1）水是构成人体组织和体液的重要成分。水广泛分布在组织细胞内外，构成人体的内环境。成人体液约占体重的60%，儿童体内的水相对比成人多。

（2）促进体内物质代谢。机体需要的多种营养物质和各种代谢产物都能溶于水。水作为代谢媒介，机体内一切活动和生化反应都需要水的参与。水能加速化学反应，促进新陈代谢。

（3）调节体温。水随血液循环遍布全身，能够导热，使代谢产生的热能在体内均匀分布，因而可以通过排汗的方式维持体温恒定。

（4）润滑作用。水可作为组织、关节、皮肤、眼球等的润滑剂。

（二）水的食物来源及学前儿童的需求量

人体内水的来源主要有三个：饮用水、食物中的水分和物质代谢所产生的水。其中，前两类为主要来源，最理想的饮用水是白开水，日常生活中不要用矿泉水、纯净水、果汁、饮料来代替白开水。

学前儿童新陈代谢旺盛，水在体内所占的比重较大，年龄越小，需要的水分越多。此外，学前儿童对水的需要量与其活动量、外界气温、食物的种类、身体状态等有关。例如，活动量大、气温高，多食蛋白质和无机盐。当出现腹泻、呕吐时，学前儿童对水的需要量都会增加。学前儿童每日水的需要量大致为：1~3岁，100~150mL/kg；4~7岁，90~110mL/kg。

七、膳食纤维

膳食纤维没有营养价值，这是由于人体消化道中缺乏能消化膳食纤维的酶，因此不能被人体消化。但是，膳食纤维在保持消化系统健康上发挥着重要作用，因此，近年来被称为"第七营养素"。补充适量的膳食纤维，可有效预防肥胖、糖尿病、冠心病、直肠癌、结肠癌等。

（一）膳食纤维的生理功能

（1）增强肠道功能。膳食纤维促进消化系统健康，能够增加食物在消化道中的体积，促进肠道蠕动，防止便秘和促进正常排便。

（2）控制体重。膳食纤维在胃中膨胀，增加饱腹感，并减少食物的能量密度。这有助于控制体重、管理食欲和减少暴饮暴食。

（3）调节血糖水平。某些膳食纤维可以延缓糖分的吸收，减缓血糖水平的上升速度，有利于血糖的稳定。

（4）降低心血管疾病风险。膳食纤维中的可溶性纤维，如β-葡聚糖、果胶等，可以帮助降低胆固醇水平，减少心血管疾病的风险。

（5）促进益生菌生长。膳食纤维是益生元的重要来源，可以促进益生菌的生长和活动，维持肠道菌群的平衡，增强免疫系统功能。

（6）对抗有害物质。膳食纤维具有清洁消化壁和增强消化功能，可以稀释和加速食物中的致癌物质和有毒物质的移除，保护脆弱的消化道和预防结肠癌。

（二）膳食纤维的食物来源及学前儿童的需求量

植物性食物是膳食纤维的天然食物来源。粗粮有：小米、燕麦、大麦、荞麦、玉米等，粗粮的麸皮当中都含有丰富的膳食纤维。水果有：苹果、香蕉、梨等，这些水果的皮都是一些不溶性膳食纤维，而果肉都是可溶性膳食纤维，这些膳食纤维总体加起来在水果当中含量是非常丰富的。蔬菜有：菠菜、白菜、韭菜、芹菜等，这些食物当中含有的膳食纤维，相对也会比较丰富一些。

学前儿童由于肠道功能较差，不宜吃太多的膳食纤维。每天可补充新鲜的蔬菜、水果等适量的膳食纤维。对于学前儿童来说，膳食纤维的补充不是越多越好。过度摄入膳食纤维，会刺激肠黏膜，引起胀气和腹泻，还会影响某些矿物质的吸收和利用，也会影响铁和叶酸的吸收利用。

💡【1+X 幼儿照护等级职业技能考试（初级）·考点练习】

能量与营养素需求

★任务情境

某妇幼保健中心发现前来体检的幼儿有的体重超标，有的体重偏轻，而家长并不清楚如何进行科学喂养及合理膳食。

问题：幼儿所需营养素有哪些？照护者如何对家长进行科普宣教？

幼儿照护模拟房间提供以下备品。

名称	实施条件	要求
实施环境	模拟房间、理实一体化多媒体教室、无线网络	干净、整洁、安全、温度和湿度适宜，实时在线观看线上学习资源
设施设备	照护床、椅子、食物仿真模型	无损坏、松动
物品准备	签字笔、记录本、消毒剂	照护者自备工作服、帽子、口罩、发网、挂表
人员准备	照护者具备营养学相关知识	照护者着装整齐

请写出具体实施步骤。

（一）评估

项目	要求	得分	备注
幼儿			
环境			
照护者			
物品			

（二）计划

序号	内容	得分
1		
2		

（三）实施

序号	内容	得分
1		
2		
3		
4		

（四）评价

序号	内容	得分
1		
2		

📖 拓展阅读

中国脑健康日：聪明大脑吃出来 —— 如何通过饮食保护大脑[①]

一、大脑需要的营养物质

1. 碳水化合物（葡萄糖）

大脑占人体质量的3%～4%，但消耗的能量占全身能量消耗的20%～30%。含碳水化合物

① 资料来源：新华网. 中国脑健康日：聪明大脑吃出来——如何通过饮食保护大脑，有改动。

的食物可以提供充足的葡萄糖，维持正常血糖水平，从而可为大脑提供充足的能量，来保持大脑正常运行。

2. 脂肪

脂肪占大脑质量的60%，是形成神经细胞膜和髓鞘的物质基础。其中不饱和脂肪酸，尤其是ω-3脂肪酸，如DHA（二十二碳六烯酸）、ALA（α-亚麻酸）和EPA（二十碳五烯酸），对大脑的发育和功能有着重要作用，ω-3脂肪酸也对改善儿童注意力和提高学习效率至关重要。此外，脑磷脂群（包含脑磷脂、磷脂酰肌醇、磷脂酰丝氨酸、神经鞘磷脂、卵磷脂），作为大脑结构的基本组成成分，神经元生长的必需物质之一，对促进大脑发育、增进智力发挥着重要作用。

3. 抗氧化营养成分（维生素C、维生素E、番茄红素等）

神经元细胞中多不饱和脂肪酸含量高，容易受到氧化损伤，具有高氧消耗和氧化防御弱的特征，而抗氧化营养成分（维生素C、维生素E、番茄红素等）可发挥抗氧化作用，可保护大脑细胞免受自由基引起的氧化应激损伤，保护神经组织。

4. B族维生素

B族维生素可有效改善情绪和精神表现，增强压力耐受性。这一类维生素共同影响记忆功能并抵御与年龄相关的认知障碍，在合成与情绪调节相关的激素中发挥重要作用，有助于人们保持积极的心态，增强能量并提高注意力，同时也作为酶的辅助因子参与基因表达。

维生素B_1（硫胺素）帮助脑细胞利用葡萄糖。维生素B_2（核黄素）可减轻自由基引起的氧化应激反应，修复线粒体功能障碍。维生素B_6可促进脑细胞的生长和发育，增强记忆力和思维能力，有助于改善睡眠质量。维生素B_{12}是合成神经鞘磷脂的必需成分，神经鞘磷脂是神经纤维保护髓鞘的主要成分，能够提高神经传导速度，还可促进神经细胞的生长和修复，维持神经元的正常功能。叶酸参与DNA甲基化和神经递质的合成和调节。泛酸可以营养神经，增强大脑功能。

5. 胆碱

胆碱是卵磷脂的组成成分和乙酰胆碱的前体，是促进脑发育、提高记忆能力、神经传导、促进脂肪代谢、生物膜构成等必不可少的营养素。多项科学研究指出，大脑中乙酰胆碱的含量与大脑功能、记忆力强弱密切相关。长期缺乏胆碱，可造成学习能力、记忆能力的下降。

6. 类胡萝卜素

健康的老年人大脑中含有丰富的类胡萝卜素，大部分为叶黄素。叶黄素和其他类胡萝卜素可以降低氧化应激和炎症水平，还能降低阿尔茨海默病（AD）发病风险，叶黄素不仅可以通过血脑屏障，还对维持大脑功能有特殊作用；饮食中胡萝卜素摄入量大或血液中胡萝卜素水平较高的人，认知能力下降较慢，大脑白质病变较少，脑萎缩较少，AD风险较低。

二、增强大脑功能的食物

合理的膳食结构和饮食习惯对大脑的健康有着重要的作用，在享受美食的同时，应注重科学的搭配食物来滋养大脑，从而增强大脑功能，维持脑健康。

1. 鱼类

鱼类是ω-3必需脂肪酸的主要膳食来源，DHA含量高的常见鱼类包括金枪鱼、虹鳟鱼、沙丁鱼、带鱼、黄花鱼、鲤鱼、白带鱼、鲳鱼、花鲫鱼、鳝鱼、秋刀鱼等。此外，它是形成促进情绪的神经递质（如血清素和多巴胺）所需的蛋白质的优质来源，也是维生素B$_{12}$的重要来源。

2. 鸡蛋

鸡蛋中含有蛋白质、维生素B$_{12}$、胆碱等成分。全蛋是胆碱丰富的食物来源，胆碱作为乙酰胆碱的前体，在记忆和学习中发挥重要作用，足够的乙酰胆碱对记忆力的提高以及随着年龄的增长需要的敏捷和专注的思维至关重要。

3. 浆果

各种浆果如蓝莓、草莓、覆盆子和黑莓，富含维生素C、维生素E、黄酮类化合物等，该类成分作为有效的抗氧化剂，可以保护脑细胞免受氧化损伤。研究表明，黄酮类化合物可以改善许多认知功能，包括记忆、学习和决策，还可以预防与年龄相关的神经衰弱。

4. 深色蔬菜

平时多吃一些深色果蔬，如羽衣甘蓝、蒲公英嫩叶、芥菜、菠菜、莴苣等，可以保护认知能力、降低阿尔茨海默病风险。这些深色蔬菜都是叶黄素含量比较高的天然食物。羽衣甘蓝含有丰富的抗氧化剂，包括β-胡萝卜素、黄酮类和多酚类，也是维生素C和B族维生素的优质来源，尤其是叶酸，也是维持大脑健康的优质食物之一。

5. 坚果类

核桃是ALA（α-亚麻酸）的食物来源之一，研究发现，吃核桃可以改善反应时间，有益于学习和记忆。葵花子含有丰富的铁、锌、钾、镁、维生素E，可以保持大脑的思维敏捷，增强记忆力，预防贫血。花生含有丰富的卵磷脂、脑磷脂，是神经系统所需的重要物质，能够延缓大脑功能的衰退，有助于防止脑血栓的形成。

6. 海洋蔬菜

海洋蔬菜富含多种矿物元素，有些也是维生素B$_{12}$的良好来源，对大脑和神经健康至关重要，如紫菜、裙带菜等。此外，海洋蔬菜也是酪氨酸的良好来源，其作为大脑中多巴胺的前体氨基酸，对维持大脑功能发挥重要作用。

7. 黑巧克力

黑巧克力是色氨酸的重要来源，色氨酸是血清素（5-羟色胺）的前体氨基酸，可促进大脑可塑性，帮助延长脑细胞寿命。黑巧克力中的黄酮类化合物可刺激大脑的血液流动，帮助改善记忆，提高注意力和解决问题的能力。

对于大脑健康来说，除了上面提到的营养素和食物外，还有很多重要的营养成分，如蛋白质，这些成分都包含在各种食物中。没有任何一种天然食物可以满足人体所需的能量及全部营养素，不同类别食物中含有的营养素及其他营养成分的种类和数量不同，所以在日常生活中，我们需要特别注意平衡膳食，食物多样，合理搭配，才能保证人体器官和功能正常高效运转。

模块三　学前儿童膳食配制

合理的营养是保障学前儿童正常生长发育和身心健康发展的物质基础。不同年龄阶段的学前儿童的生理特点不同，对营养的需求不同，对膳食的要求也不同。学前儿童的膳食中不仅要有满足人体需要的能量和各种营养素，而且营养素的种类要齐全，数量比例要合理。

一、婴幼儿膳食的特点

（一）婴儿膳食的特点

从新生儿期到婴儿期，幼儿的主要膳食是以乳类为主，提倡母乳喂养。母乳中含有婴儿生长发育所需的全部营养素，4个月后乳类食物所含营养成分已经不能完全满足婴儿生长发育的需要，必须添加辅食。1~2岁婴儿的饮食中还是以乳类为主，并逐渐以配方奶粉取代母乳。目前，一般不主张婴幼儿在3岁前喝鲜奶。但是，家长要做好将婴幼儿的食物结构从乳类为主食的食物结构过渡到普通食物结构的准备工作，逐步让婴幼儿养成"三餐两点两顿奶"的饮食规律。

📖 知识链接

宝宝断奶后的饮食误区以及饮食建议[①]

一般宝宝刚出生的时候，建议还是母乳喂养，因为其他的食物可能会导致消化不良。随着宝宝的肠胃功能完善，可以转化为奶粉、辅食等，饮食的多样化是孩子营养完整的保障。以下是宝宝断奶后的饮食误区以及饮食建议。

（一）宝宝断奶后的饮食误区

1. 饭菜摄入不均衡

对于宝宝的饮食，有些家长认为米面类主食宝宝容易消化，于是将面条、米粥、面点等弄给宝宝吃，但对于鱼肉、蔬菜、豆制品等副食却不够重视，给宝宝吃得很少，或者与此截然相反。这两种吃法都严重违背膳食平衡的科学原则，不利于宝宝健康成长。

2. 总用汤泡饭吃

因为汤里的营养一般只有5%~10%，更多营养是含在肉里，如果只喝汤不吃肉，宝宝是摄入不到太多营养的。如果长期进食用汤泡的饭，会大大加重胃的负担，容易使宝宝消化不良，患上胃病。

3. 用水果代替蔬菜

水果无法完全代替蔬菜的作用，蔬菜尤其是绿叶蔬菜中富含植物纤维，可有效促进肠道蠕动，保证大便通畅。另外，蔬菜也含有丰富的维生素和矿物质，是宝宝摄入这些营养的有效途径。

（二）宝宝断奶后的饮食建议

1. 食物多样化

宝宝断奶时除了按时吃奶粉外，平时要保证其摄入的饮食多样化。每种食物有其特定的营养构成，因此，只有各种食物都品尝，才能保证机体摄入足够的营养。不仅如此，每天总吃同样的食物，还会引起孩子厌食，从而导致某些营养摄入不足。所以，婴幼儿的食品要多样化。在主食上，除了吃米面外，还要补充一些豆类、薯类等。在副食方面，可适当吃些豆制品、肉类、鱼虾、动物内脏及各种绿叶蔬菜等。

2. 避免完全吃谷类

宝宝开始断奶时，对谷类食物的消化能力还未发育完全，不能让宝宝完全吃谷类。主食可以

---

① 资料来源：太平洋亲子网. 宝宝断奶后的饮食误区以及饮食建议，有改动。

让宝宝吃稠粥、软饭、烂面条、包子等，副食可以吃新鲜蔬菜、鱼、肉末、蛋、豆制品，还应经常吃一些海带、紫菜等海产品，水果可根据具体情况适当食用。

3. 饭菜要软烂

断奶后的宝宝虽然可以吃很多的食物，但由于白齿还不能担当大任，不能把食物嚼得太细，所以宝宝的饭菜要做得软烂一些，如火腿土豆泥、三鲜蛋羹、香嫩鲫鱼汤等，以利于宝宝消化吸收。

（二）幼儿膳食的特点

1. 食用食物要多样

幼儿3岁以后，对一般食物均可食用。幼儿年龄小，对食物的要求较高，应尽量多吃各种食物，既要有米面类的主食，又要有富含优质蛋白质的豆、蛋、乳、鱼、虾，还要加上大量蔬菜、水果等。不同食物所含的营养素不同，混合食用可达到营养互补的效果，提高食物的营养价值，以获得营养平衡，促进幼儿身体健康、正常发育。

2. 食物应利于消化

幼儿的消化系统发育尚不完善，分泌的消化液中消化酶较少，牙齿咀嚼能力、胃肠蠕动能力也较差，消化能力较弱。因此，幼儿的膳食要切碎煮烂，软硬适中，避免高温油炸，温度适宜，无刺激性。

3. 少食多餐

幼儿的胃容量小，每次摄入的食物量少，且肝糖原储存少。幼儿自身新陈代谢旺盛，活动量大，因此，对营养和能量的需求量大，成人应为幼儿适当增加餐次，在一日三餐的基础上，再安排1~2次加餐。

4. 食物的营养性宜高

与成人相比，幼儿对食物的营养性要求更高，因为幼儿饮食不仅要维持自身的基础代谢、身体活动等，还需要满足生长发育的需要。因此，成人应为幼儿选择高营养的食品，食物的种类和数量等都必须是高质量的，以获得更多的营养。

5. 食物要安全

尤其是在有污染的环境中，为幼儿选择安全的食物非常重要，成人应尽量选择绿色有机、无公害的安全食品。进食不安全食物会影响幼儿的生长发育，甚至危及生命。此外，3岁以下幼儿应尽量少吃干果、豆类等食物。

二、学前儿童膳食配制卫生

（一）学前儿童膳食配制的原则

1. 满足学前儿童生长发育的需要

学前儿童的生长发育迅速，对营养物质的需求更多，因此，托幼机构提供的营养素必须比例适当、种类齐全、供应量适宜，以保证学前儿童的能量需求。学前儿童的膳食中，蛋白质供给的能量应占总能量的12%~15%，脂肪供给的能量应占总能量的20%~30%，糖类供给的能量应占总能量的50%~60%。膳食中的优质蛋白质（动物性及豆类蛋白质）以占每日所需蛋白质总量的30%~50%为宜。

2. 适合学前儿童的消化能力

学前儿童的胃肠功能还不完善，牙齿咀嚼能力有限，胃容量小，胃肠道的消化能力差，若饮食不当，易发生消化紊乱。考虑到学前儿童的消化能力，成人给学前儿童的食物在烹调时要尽可能做到细、碎、软、烂、嫩，尽量避免给学前儿童吃坚硬、腌腊、油炸食品等。

3. 食物多样化

在保证各种营养素供应的前提下，成人应经常变化食物的品种，满足学前儿童所需要的全部营养素，尽可能使不同食物中的营养素得到互补。一周食谱中，一日各餐的主食品种应尽量不重复，副食品一周不应有两次以上的重复，为学前儿童提供全面、平衡的膳食。

4. 符合饮食卫生要求

严格把关学前儿童的食物，食品材料选择无毒无害、新鲜的食材，烹饪加工在安全卫生的条件下采用最适宜的方式进行，整个过程注意严防污染，确保食物安全、卫生，这是做好学前儿童膳食的基本前提。

5. 符合学前儿童的心理特点

给予学前儿童的食物不能只讲究营养，还要能激发学前儿童的进食兴趣，如烹调食物时通过食物的色、香、味，先从感官上吸引学前儿童对食物的注意力；对学前儿童不爱吃的菜，应尝试变换烹饪方式或制作方法。托幼机构可创设温馨的用餐环境，播放舒缓的音乐，使餐具大小合适、美观、充满童趣。

📖 拓展阅读

膳食营养

《托儿所幼儿园卫生保健工作规范》卫妇社发〔2012〕35号

1. 托幼机构应当根据儿童生理需求，以《中国居民膳食指南》为指导，参考"中国居民膳食营养素参考摄入量（DRIs）"和各类食物每日参考摄入量，制订儿童膳食计划。

2. 根据膳食计划制订带量食谱，1~2周更换1次。食物品种要多样化且合理搭配。

3. 在主副食的选料、洗涤、切配、烹调的过程中，方法应当科学合理，减少营养素的损失，符合儿童的清淡口味，达到营养膳食的要求。烹调食物注意色、香、味、形，提高儿童的进食兴趣。

4. 托幼机构至少每季度进行1次膳食调查和营养评估。儿童热量和蛋白质平均摄入量全日制托幼机构应当达到"DRIs"的80%以上，寄宿制托幼机构应当达到"DRIs"的90%以上。维生素A、维生素B_1、维生素B_2、维生素C及矿物质钙、铁、锌等应当达到"DRIs"的80%以上。三大营养素热量占总热量的百分比是蛋白质占12%~15%，脂肪占30%~35%，碳水化合物占50%~60%。每日早餐、午餐、晚餐热量分配比例为30%、40%和30%。优质蛋白质占蛋白质总量的50%以上。

5. 有条件的托幼机构可为贫血、营养不良、食物过敏的儿童提供特殊膳食。不提供正餐的托幼机构，每日至少提供1次点心。

（二）幼儿园膳食计划

制订膳食计划是保证学前儿童合理营养的一种科学管理方法。幼儿园膳食计划包括制定食谱和审查食谱等方面。

1. 制定食谱

制定食谱是幼儿园膳食计划的重要部分，托幼机构应根据幼儿营养的需要量、三餐供热量的比例、饮食习惯、季节、当地市场供应情况等制订出一周内每日的三餐和加餐的主要食物名称、食物数量、烹调方法等计划。其主要目的是保证提供幼儿所需的各种营养素，同时便于管理人员对幼儿膳食的管理。托幼机构食谱的制定原则是每周编制一次，每周末应编制出下周的食谱。

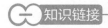 知识链接

儿童各类食物每日参考摄入量

食物种类	1~3岁	3~6岁
谷类	100~150克	180~260克
蔬菜类	150~200克	200~250克
水果类	150~200克	150~300克
鱼虾类		40~50克
禽畜肉类	100克	30~40克
蛋类		60克
液态奶	350~500毫升	300~400毫升
大豆及豆制品	—	25克
烹调油	20~25克	25~30克

注：《中国孕期、哺乳期妇女和0~6岁儿童膳食指南》（中国营养学会妇幼分会）。

2. 审查食谱

（1）托幼机构的管理人员要实地考察，进班观察学前儿童的进餐情况，如食物是否能激起幼儿的进餐食欲、进食量的多少、食物是否符合幼儿的消化特点。

（2）托幼机构应定期对学前儿童进行体格和健康检查，分析学前儿童的生长发育情况，检验膳食结构是否平衡、合理；发现不足之处要及时调整，确保学前儿童的饮食质量，为学前儿童的健康成长提供良好的物质基础。

（3）托幼机构应参照各年龄阶段学前儿童对营养的需求及推荐摄入量定期进行膳食营养核算，将结果进行对照并分析，及时掌握学前儿童的营养状况，对食谱提出改进意见，做到科学合理的营养配比。

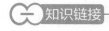 知识链接

×××幼儿园2024年1月22日—1月26日食谱

星期	早餐	加餐	午餐	水果	晚餐
星期一	茄丁肉丝面、白灼鸡蛋	酸奶	燕麦饭、咖喱鸡腿肉、清炒西葫芦、番茄菌菇汤	上午：草莓、哈密瓜 下午：枸杞冰糖蒸白梨	自制小热狗、素烩汤
星期二	玉米饼、鲜味蔬菜羹	坚果	香米饭、牛肉炖白萝卜、洋葱炒鸡蛋、小白菜汤	上午：砂糖橘、香蕉 下午：银耳雪梨羹	宫保鸡丁盖饭、菠菜汤
星期三	葡式蛋挞、枸杞白米粥	酸奶	金银饭、鱼香肉丝、芹菜土豆条、芙蓉汤	上午：什锦水果捞 下午：香梨苹果汁	肉松包、虾片、紫菜汤

续表

星期	早餐	加餐	午餐	水果		晚餐
星期四	甜椒干豆腐丝、小米南瓜粥	坚果	紫米饭、葱爆羊肉、白菜炖豆腐、油菜汤	上午：火龙果、苹果 下午：香橙红枣羹		扬州炒饭、冬瓜丸子汤
星期五	海苔饼、西蓝花蒸蛋	酸奶	红豆饭、小鸡炖蘑菇、肉沫茄条、田园蔬菜汤	上午：坚果水果捞 下午：银耳雪梨羹		鲜牛肉包子、玉米糊糊

注：因南北方差异，食谱仅代表部分地区幼儿园的食谱情况。

三、培养学前儿童良好的饮食习惯

良好的饮食习惯有助于学前儿童平衡膳食，消化、吸收营养素，也有利于文明行为的养成。由此可见，幼儿园不仅要为学前儿童提供科学合理的饮食，还要使学前儿童养成良好的饮食习惯，掌握进餐技能，以利于学前儿童的健康发展。

（一）按时定位进食

学前儿童应坚持每天按一定的次数和时间间隔进餐，这样每到固定用餐时间，学前儿童的神经中枢就能自动兴奋，胃肠道会自动分泌消化液，产生强烈的食欲。这有利于食物的充分消化、吸收和利用，促进儿童的健康生长。在进餐过程中，家长和幼儿教师切忌放任儿童端着饭碗到处走或边玩边吃。

（二）定量饮食

家长和幼儿教师应培养学前儿童吃好正餐的习惯，即除了三餐两点心之外，要控制零食量。若零食不断，则学前儿童的胃肠得不到休息，时间久了会引起消化不良、食欲不振。

（三）细嚼慢咽

学前儿童进餐时细嚼慢咽能够减轻胃肠道的负担，有利于消化与吸收。学前儿童进餐的时间大致为30分钟，每顿饭应有大致的时间限制，不要拖得太久。

（四）专心进餐

家长和幼儿教师应教育学前儿童专心进餐，进餐时不说笑、不能边玩边吃。家长和幼儿教师不能勉强学前儿童多吃，更不能在吃饭时责备学前儿童。

（五）不偏食、不挑食

偏食和挑食都是不良的饮食习惯。学前儿童生长发育需要多种营养素，而一种或几种食物是不可能满足学前儿童的需求的，因此，挑食或偏食的学前儿童营养的摄入往往不全面，不利于健康成长。家长和幼儿教师应及时采取有效措施纠正学前儿童偏食、挑食的不良习惯。

（六）文明进餐

家长和幼儿教师要培养学前儿童文明进餐的习惯，如饭前洗手、饭后漱口，不吃不清洁、不新鲜的食物，不喝生水，不捡掉在桌上或地上的食物吃，咀嚼、喝汤时不发出大的声响等。

不良饮食习惯纠正

★任务情境

某幼儿园午餐时间，幼儿都在安静进餐，萌萌不喜欢吃蘑菇，她将蘑菇挑出来，留在碗底。尽管教师向她说明了吃蘑菇的好处，还让别的幼儿告诉她味道很好，但萌萌还是拒绝吃蘑菇。

问题：萌萌出现的是什么行为？应如何纠正？

幼儿照护模拟房间提供以下备品。

名称	实施条件	要求
实施环境	模拟房间	干净、整洁、安全、温度和湿度适宜，实时在线观看线上学习资源
设施设备	餐具、餐椅、幼儿仿真模型	无损坏、松动
物品准备	签字笔、记录本、消毒剂	照护者自备工作服、帽子、口罩、发网、挂表
人员准备	照护者具备正确的操作技能和相关知识	照护者着装整齐

请写出具体实施步骤。

（一）评估

项目	要求	得分	备注
幼儿			
环境			
照护者			
物品			

（二）计划

序号	内容	得分
1		
2		

（三）实施

序号	内容	得分
1		
2		
3		
4		

（四）评价

序号	内容	得分
1		
2		

模块四 托幼机构膳食卫生与保健

托幼机构必须严格管理饮食卫生，包括选择食品、烹饪过程、储藏食物等环节，保证食物的安全卫生，还要加强对厨房卫生的监督，保证炊事人员的身体健康。

一、托幼机构食品卫生要求

（一）食品选购卫生

托幼机构在选购食品时，除了要确保食物营养丰富、能量供给充分、易消化和吸收之外，还须确保食物的卫生与新鲜。选购食品时，托幼机构应避免以下几种情况：

（1）被细菌污染和腐烂变质的食物，不但没有营养价值，甚至会引起中毒，损害幼儿的健康。

（2）过期产品和三无食品的质量无法保证，不可选购。

（3）含有致癌物质较多的食物，如烘烤或腌制食物等含有亚硝酸盐和多环芳烃等物质，不宜提供给幼儿。

（4）天然有毒的食物，如未成熟的青番茄、发芽的马铃薯等含有有毒物质龙葵素，食用后会引起恶心、腹痛、呕吐、腹泻、头晕等中毒症状。

（5）被农药、化肥等污染的食物等。

（二）食品烹调和储存卫生

1. 预防食物中毒

食物烹饪制备过程中要避免有害物质的产生并去除有毒有害物质。例如，避免发芽马铃薯中毒、扁豆中毒、鲜黄花菜中毒、生豆浆中毒等。此外，烹饪食物要避免采用烘烤、烟熏的方法，以免因方法不当产生致癌物质等。

2. 食物的储藏卫生

食品应当分类、分架存放，如原料、半成品、成品严格分开，植物性食品、动物性食品和水产品分类摆放。食品储存环境应低温、干燥、通风、避光，如豆类、粮食可晒干，冷却后放入容器中存放，蔬菜宜放在低温、通风、避光处，但不宜存放过久。使用食材应遵循先进先出的原则，变质和过期食品应及时清除。

二、托幼机构厨房卫生要求

（一）厨房设备卫生

托幼机构的厨房应具备良好的通风条件和通风设备，窗户开阔，室内有人工照明，使厨房明亮，便于彻底清洁；排烟、排气、防尘、防蝇、防鼠、防蟑螂等设备均应齐全，并有提供清洁水源和排除污水的设备；厨房内的垃圾桶、垃圾箱等要有严密的顶盖，以免招惹苍蝇、蚊虫以及老鼠等，每日至少清理一次。

（二）炊具餐具的卫生

托幼机构的厨房应严格做到生、熟食用具和餐具分开。每餐使用过的用具和餐具应及时清洗和消毒，放在干净的容器或碗柜内备用。

（三）厨房环境卫生

托幼机构要保持厨房清洁，严禁外人出入厨房，厨房内严禁吸烟，定期进行大扫除，彻底消灭鼠、蝇、蟑螂等。

三、托幼机构炊事人员卫生要求

（一）定期进行健康检查

托幼机构炊事人员职前必须进行体检，取得健康证后方可参加工作，以后每半年检查一次。患有传染病（细菌性痢疾、肝炎等）者应及时调离炊事人员岗位。

（二）个人卫生要求

托幼机构厨房工作人员应保持个人的清洁卫生，勤洗头、勤洗澡、勤换衣、勤剪指甲等。工作时，厨房工作人员必须穿工作服，戴工作帽（能包盖头发），戴好口罩；在烹饪过程中不用手指或炒勺直接尝味；如厕前要脱下工作服。

【实训】

一、不良饮食习惯纠正

幼儿梦梦5岁，平时喜欢喝饮料，吃零食，进餐时挑三拣四，许多食物都不吃，如胡萝卜、青椒、南瓜等，体格相比于同龄幼儿更加瘦小。

问题：梦梦出现了什么情况？应该怎样进行照护？请按照考核标准进行操作，并写出操作流程。

不良饮食习惯纠正的考核标准

考核内容	考核点	分值	评分要求	扣分	得分	备注
评估 （15分）						
计划 （5分）						
实施 （60分）						
评价 （20分）						
总分		100				

二、托幼机构食谱设计

根据本地区实际情况，为托幼机构设计一周食谱，要求：三餐、二点。

星期	早餐	加餐点心	午餐	加餐点心	晚餐
星期一					
星期二					
星期三					
星期四					
星期五					

💡 思考练习

1. 三大产能营养素分别是什么？具有哪些生理功能？主要来源是什么？
2. 学前儿童对能量的需求与成人有什么不同？
3. 学前儿童的膳食有什么特点？学前儿童的膳食配制有哪些原则？
4. 如何培养学前儿童良好的饮食习惯？
5. 托幼机构在选购食品时应注意哪些方面？

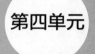

第四单元 ——学前儿童心理健康与保健——

知识目标

① 掌握学前儿童心理健康的概念、标准；

② 掌握学前儿童常见的心理问题的概念及具体表现；

③ 掌握学前儿童常见心理问题的矫治方法；

④ 掌握学前儿童心理问题的行为特征。

技能目标

能够根据学前儿童的表现判断出学前儿童心理健康问题，并且根据实际情况进行矫治。

素养目标

① 在锻炼学生技能的同时，培养学习中需具有的科学精神；

② 加深学生对自身价值观和道德素养的认识，提高学生的行为规范。

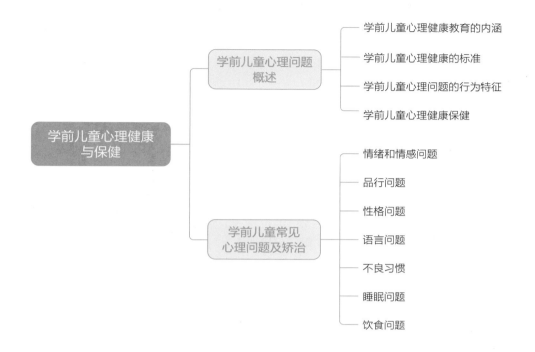

心理健康又称精神卫生或心理卫生，是研究关于保护和增进人的心理健康的心理学原则、方法和措施。心理健康有广义和狭义之分，广义的心理健康是以促进人的心理健康，发挥人更大的心理效能为目标；狭义的心理健康旨在预防心理疾病的发生。

0~6岁是儿童心理迅速发展的重要阶段。这一阶段儿童受内驱力和外部环境的刺激和影响，其认知、语言、情绪、个性、社会性等方面突飞猛进。同时受各种因素干扰容易发生行为偏差，甚至出现心理障碍和疾病，妨碍学前儿童身心健康。《幼儿园教育指导纲要（试行）》中强调："树立正确的健康观念，在重视幼儿身体健康的同时，要高度重视幼儿的心理健康。"实施心理健康教育，使学前儿童具有健康的心理素质，是人的发展需要，也是社会发展的需要。

模块一　学前儿童心理问题概述

一、学前儿童心理健康的内涵

学前儿童心理健康是指学前儿童没有心理疾病或严重的心理问题。即学前儿童生理、心理与社会处于相互协调的和谐状态，表现为学前儿童人格发展正常，具有强烈的求知欲，无任何心理障碍，在合理的需要与愿望得到满足后情绪方面所表现出来的稳定平静状态。

2021年9月，国务院颁布的《中国儿童发展纲要（2021—2030年）》中强调："增强儿童心理健康服务能力，提升儿童心理健康水平。""构建儿童心理健康教育、咨询服务、评估治疗、危机干预和心理援助公共服务网络。""积极开展生命教育和挫折教育，培养儿童珍爱生命意识和自我情绪调适能力。关注和满足孤儿、事实无人抚养儿童、留守儿童和困境儿童心理发展需要。提高教师、家长预防和识别儿童心理行为异常的能力，加强儿童医院、精神专科医院和妇幼保健机构儿童心理咨询及专科门诊建设。大力培养儿童心理健康服务人才。"由此可见，儿童心理健康作为儿童身心健康的重要组成部分，越来越受到社会各界的重视。

二、学前儿童心理健康的标准

学前儿童心理健康应表现为整个心理活动和心理特征的相对稳定、相互协调、充分发展，并与客观环境统一。学前儿童心理健康主要有以下几个重要标准。

1. 智力发育正常

智力活动是心理活动的认知功能，是心理健康的主要标准。智力发育正常是指与正常的生理发展，特别是与大脑的正常发育相协调的各种能力的发展正常，一般包括认知能力、语言能力、社会能力等。智力发育正常的儿童应该表现出与其年龄相符的行为和能力。例如，能够认知周围事物，有数的概念；能够自理简单的日常生活，自己穿衣、吃饭；能够用语言与他人进行交流，表达自己的意愿或想法；能够比较客观地了解和评价他人，与同伴合作等。

2. 情绪反应适度

情绪会影响学前儿童多方面的发展，情绪对心理活动常常具有推动或阻碍作用。只有情绪稳定，对外界的反应才能适度。情绪健康稳定是指学前儿童能够对不同的外界刺激做出相应的情绪反应和身体行为，且其反应和行为具有一定的控制性和稳定性。情绪健康稳定的学前儿童不会无缘无故感到不满意、痛苦、恐惧，也不会无缘无故从一种极端的情绪状态迅速转向另一种极端的情绪状态。心理健康的学前儿童能够经常保持愉快、开朗、自信、满足的心情，能够合理发泄消极的情绪，保持与周围环境的动态平衡。心理健康的学前儿童能够体验基本情绪，表现出相应的反应和行为，不会表现出对外界事物的淡漠、无动于衷，或过度焦虑和恐惧。

3. 人际关系和谐

和谐的人际关系是保障幼儿心理健康的重要条件。人际关系和谐是指幼儿在一定的情境下能够表现出亲社会行为，在现实生活中会扮演不同的角色。虽然学前儿童的人际关系简单，人际交往的技能相对欠缺，但是心理健康的幼儿愿意与人交往，与同伴友好相处，通过交往获得信任和尊重。人际关系和谐具体表现为：有良好的亲子关系、同伴关系、师生关系，有一定的人际交往能力，会分享，会合作，会保护自己和别人。心理不健康的学前儿童常常会表现出孤独、高傲、不合群、争执、攻击性、交往不良等心理与行为特征。

4. 动作发展正常

动作发展与脑的形态及功能的发育有着密切关系。学前儿童躯体大动作和手的精细动作的发展水平处于正常范围是心理健康的基本条件。学前儿童动作发展与身体发育规律类似，体现为自上而下、自中心到边缘、由整体到部分、从无意识到有意识等规律。

🔗 知识链接

学前儿童大动作和精细动作发展时间[①]

年龄（岁）	大动作发展	精细动作发展
2~3	走路更有节奏；由疾走转变为跑；做跃起、向前跳和接物动作时仍显得僵硬；能边走边推小车，但经常把握不住方向	能做简单的穿衣和脱衣动作，会拉开和拉上外套衣服的拉链，能成功地用小勺吃饭

① 资料来源：方富熹，方格，林佩芬. 幼儿认识发展与教育 [M]. 北京：北京师范大学出版社，2003：61.

年龄（岁）	大动作发展	精细动作发展
3~4	能双脚交替上楼梯，但下楼梯时用单脚引导下楼梯；当向上、向前跳跃时，上身显得较灵活；依靠上身做扔物和接物的动作，需要依靠胸部才能接住球；能双手扶把，踩三轮小童车	会扣上和解开衣服的扣子；会自己吃饭；会使用剪刀；会模仿画出垂直的线段和圆圈；开始会画人，但一般画出的是蝌蚪式的人
4~5	能双脚交替下楼梯；能跑得很稳；能用单脚飞快地跳跃；能依靠躯体的转动和改变双脚的重心去扔球；仅依靠双手就能接住球；能飞快地踩三轮小童车，方向把握很稳	能用剪刀按直线剪东西，能模仿画出矩形、十字形，会写字母
5~6	奔跑的速度越来越快；飞跑时也跑得很稳；能做真正的跳跃运动；表现出成熟的扔物和接物动作模式；能踩带有辅助轮子的自行车	会系鞋带，能画出人体的重要部分（头、躯干、双手和双脚），能模仿写出数字和简单的字

5. 性格特征良好

性格是指人对现实稳定的态度以及与之相适应的习惯化了的行为方式。学前儿童的性格一旦形成，就会出现相对稳定性。性格特征良好是指学前儿童在对现实的态度和日常的行为方式中表现出积极稳定的心理特征，具体表现为：对新鲜事物感到好奇，勤奋好学；具有一定的自我意识，寻求独立；开朗、热情、大方，尊重他人，乐于助人等。心理不健康的学前儿童则常常表现出胆怯、冷漠、固执、自卑等不良的性格特征。

6. 没有严重的心理问题

学前儿童由于发育不完善，很容易出现一些心理问题，并以各种行为方式表现出来，如吮吸手指、口吃、多动等。心理健康的学前儿童应该没有严重的心理问题。

三、学前儿童心理问题的行为特征

（一）持久性

学前儿童偶尔出现某些特殊行为时，教师和家长不要大惊小怪。只有持续地出现某种特殊行为或这种行为影响学前儿童的正常生活、学习时，才可认为学前儿童可能出现了一些问题行为，并予以干预。

（二）情绪冲动，不易控制

学前儿童的自制力差，当出现一些特殊行为时，常常会表现出对一些令人不愉快的小事做出过分的反应，如大哭大闹。

（三）忽视现实，活动过多

学前儿童对周围环境的忽视一般是出现问题行为的信号，如莫名其妙地紧张、愤怒、猜疑等，都表明学前儿童的心理及行为可能出现了一些问题。再者，学前儿童若兴奋多动、不安宁，如在活动室内喧哗吵闹、来回奔跑、招惹他人等，也可说明其存在某种心理及行为上的问题。

（四）感觉统合失调

感觉统合失调是指进入大脑的各种感觉刺激信息不能在中枢神经系统有效地进行统合处理，大脑对身体各器官失去控制组合能力。有感觉统合失调的学前儿童往往表现为运动不协调、平衡觉失调、视觉障碍、触觉障碍、注意力不集中、多动不安等。

学前儿童心理扭曲的早期征兆

美国学前儿童心理治疗专家霍夫曼指出,家长须关注自己的孩子有无自卑心理,一旦发现,应尽早帮助孩子克服和纠正,以免这种自卑心理随着年龄的增长最终形成自卑性格。霍夫曼还认为,自卑的学前儿童往往会表现出以下早期征兆:

(1)常年情绪低落。

(2)过度怕羞。

(3)拒绝结交朋友。

(4)难以集中注意力。

(5)经常"疑神疑鬼"。

(6)过分追求表扬。

(7)贬低、嫉妒他人。

(8)自暴自弃。

(9)回避竞争、竞赛。

(10)语言表达较差。

(11)对挫折或疾病难以承受。

四、学前儿童心理健康保健

不同年龄段的学前儿童心理需求是不同的,家长和幼儿教师应做好不同阶段学前儿童的心理健康保健,促进学前儿童身心健康发展。

(一)0~1岁婴幼儿心理健康保健

1. 满足婴幼儿的生理、心理需求

生理需要是婴幼儿最基本的需要,只有满足婴幼儿的生理需求,婴幼儿才能安静和放松,感觉愉快。婴幼儿的生理需要包括食物、水、睡眠、衣物、排泄、安全等。

心理需求是婴幼儿今后能否形成良好的个性和人际关系的基础。婴幼儿心理需求最多的是来自父母的关爱。在婴幼儿成长过程中,没有安全的亲密关系,会造成较多的心理问题。心理需求主要包括安全需要、爱的需要、活动需要、交往需要。

2. 避免婴幼儿受到伤害

在婴幼儿成长过程中,应避免婴幼儿受到任何身体和心理的伤害。婴幼儿的身体和心理都十分娇嫩,有些外界刺激对婴幼儿影响很大,要确保婴幼儿的生活环境和饮食卫生安全,如婴幼儿奶粉、玩具等。

婴幼儿时期最重要的心理转折是断奶、母婴分离。如果处理不当,婴儿可能会出现情绪低落,害怕与人交往等问题。

(二)1~3岁婴幼儿心理健康保健

1. 学会与同伴交往

成人要帮助婴幼儿与同龄婴幼儿交往,积极鼓励婴幼儿扩大交往范围,帮助婴幼儿逐渐摆脱

对陌生人的恐惧和不安，淡化婴幼儿对亲人的过度依赖，帮助婴幼儿社会化情感的形成。

2. 独立性的形成

成人应给婴幼儿提供独立行动和独立做事的机会。独立行走是婴幼儿人生的一个重要转折点。1岁左右，随着婴幼儿独立行走，活动的空间得到扩展，活动自主性有了很大提高，能够根据自己的意愿行动。成人在帮助婴幼儿完成这些活动的时候，要鼓励婴幼儿独立完成活动，让婴幼儿意识到自己的力量和能力，并体会到成功的喜悦。

3. 缓解分离焦虑

家长要帮助婴幼儿做好从家庭到幼儿园的过渡，防止婴幼儿出现心理问题。家庭是婴幼儿成长的环境，熟悉家庭环境和人际关系，大多没有和亲人长时间分离的经历。家长要提前让婴幼儿熟悉幼儿园，避免"分离焦虑"的产生。

（三）3~6岁学前儿童心理保健

1. 帮助学前儿童正确认识自己

学前儿童已经具备一定的自尊心，渴望得到尊重、赞赏和喜欢。家长和老师要尊重儿童，不要随意批评、指责或训斥儿童，尤其是不要当众斥责儿童。

学前儿童对自身认知能力有限，无法客观认识并对自我进行评价，家长和老师对儿童的态度、判断和评价要慎重、客观、全面，并用积极的方式来评判。

2. 培养学前儿童正确的性别意识

学前儿童要正确认同自己的性别角色，才能在社会生活中逐渐学会按照社会认为适合于自身生理性别角色的品质特征、思想方式和行为态度规范。

儿童在3岁左右就会逐渐意识到自己的性别，并且开始性别角色认同。家长不要出现因为自身对孩子的性别偏好，而颠倒儿童生理性别进行教养。

3. 做好幼小衔接

从幼儿园毕业升入小学是学前儿童中又一个重要转折。幼儿园与小学有很多不同之处，家长和老师要从物质上和精神上做好准备。

物质准备要从文具、书桌、书本等方面进行。精神准备要从能力、习惯等方面进行。同时还要从作息时间、独立性、自主性、规则意识等入手。

模块二　学前儿童常见心理问题及矫治

据调查资料统计，城乡学前儿童的心理问题患病率高达14.89%。这与随着科学技术的发展、社会的进步、城市化的进程等而出现的留守学前儿童、进城学前儿童、客居他乡学前儿童密切相关。学前儿童与其他社会人群一样，生活在复杂的社会文化体系中，该体系包括经济关系、伦理关系、宗教、风俗、社会安定状况、社会福利状况等内容。各种因素对学前儿童内在的心理品质和行为方式的形成都可能产生影响。在日常生活中，有问题行为的学前儿童占5%~15%，且男孩发生问题行为的概率是女孩的2~3倍。学前儿童的问题行为表现会随着年龄的发展而发生变化，婴儿期个体的坏脾气到3~4岁时可转变为多动，到小学时注意分散的症状表现则有所增加。

学者里奇曼等曾对英国伦敦的3岁学前儿童做过随机抽样的流行病学调查。调查发现，学前儿童的行为问题中最为常见的问题是夜间尿床，其中男童占44%，女童占11%；在每6～7个学前儿童中有1个学前儿童对事物有奇特的嗜好；14%的学前儿童在夜间经常惊醒，12%的学前儿童不能控制排便，12%的学前儿童有不同程度的过度恐惧，8%的学前儿童注意出现困难，5%的学前儿童易发脾气，3%的学前儿童心情不愉快，2%的学前儿童过分忧虑。

一、情绪和情感问题

情绪和情感问题在男女学前儿童中发生率是相近的。随着学前儿童年龄的增长，大部分学前儿童的情绪和情感障碍会自然消失，只有少数会影响其成年后的生活。学前儿童正常的情绪和情感表现与情绪和情感障碍表现的区分是比较困难的，其涉及学前儿童情绪和情感生活的方式、内容，以及人际关系、社会背景等。因此，对学前儿童短期出现的情绪和情感问题，可以将其视为正常现象，只有当学前儿童的情绪和情感问题表现过分突出时，才需要进行矫治。

💡 【1+X 幼儿照护等级职业技能考试（中级）·考点练习】

情绪情感反应的应对

★任务情境

在幼儿园自由活动的时间，幼儿文文正在和小朋友玩积木，老师在旁边照看着。忽然文文哭了起来，老师赶快走过去，原来是小小想和文文一起玩积木，但是文文不同意，所以哭了起来。

问题：教师应如何安抚文文的情绪？

幼儿照护模拟房间提供以下备品。

名称	备品	要求
实施环境	理实一体化多媒体教室、无线网络	干净、整洁、安全、温度和湿度适宜、实时在线观看线上学习资源
设施设备	照护床、椅子、学前儿童仿真模型	无损坏、松动
物品准备	签字笔、记录本、消毒剂	照护者自备工作服、帽子、口罩、发网、挂表
人员准备	照护者具备应对学前儿童情绪情感反应的操作技能和相关知识	照护者着装整齐

请写出具体实施步骤。

（一）评估

项目	要求	得分	备注
幼儿			
环境			
照护者			
物品			

（二）计划

序号	内容	得分
1		
2		

（三）实施

序号	内容	得分
1		
2		
3		
4		

（四）评价

序号	内容	得分
1		
2		

（一）焦虑

1. 焦虑的概念及表现

焦虑是人对可能造成心理冲突或挫折的某种事物和情况反映出来的一种不安情绪，会产生强烈的负性情绪和紧张的身体症状。处在焦虑状态的人可在心理和行为上出现提心吊胆、惶恐烦躁、易激动、注意力不集中、记忆力下降等。学前儿童焦虑主要表现为对外界事物反应过分敏感、多虑、缺乏自信心，经常因为一点小事而烦躁不安、担心害怕甚至哭闹。学前儿童的焦虑状态可表现为多种形式。其中，分离焦虑和陌生人焦虑是学前儿童焦虑的常见问题。

（1）分离焦虑。学前儿童在依恋对象离开时表现出来的不安和烦躁即分离焦虑。分离焦虑可映射出学前儿童认知能力的发展，表现为学前儿童能更加有效地预测事情，甚至能用新获得的能力有目的地改变一些事情。一般来说，分离焦虑在儿童半岁之前发生的概率比较低，因为半岁之前儿童的认知能力较弱，不能预测母亲的动作和行为可能产生的后果。

儿童分离焦虑还可突出表现为拒绝上幼儿园。儿童一开始不愿意上幼儿园是正常的心理现象，因为儿童到了一个新的环境，一切都发生了改变，其出现情绪波动是正常的。但是，若儿童的情绪波动过大，持续时间过长，甚至害怕上幼儿园，严重时还会出现出汗、呕吐、腹痛等症状，则视为分离焦虑。

（2）陌生人焦虑。在陌生人接近时，学前儿童可表现出明显的警惕和戒备，即认生，称为陌生人焦虑。通常情况下，陌生人焦虑在儿童六七个月时开始出现，大部分在2～3岁逐渐消失。根据个体的情况，陌生人焦虑消失过程的时间长短不同。

儿童陌生人焦虑一般在身处陌生的环境、周围有陌生人以及在一些特殊的环境中的情况下出现。陌生的环境和人会使儿童没有安全感，进而产生的痛苦情绪体验会给儿童留下深刻印象。例如，儿童曾经有去医院打针的痛苦印象，再去医院时，即使没有打针，儿童也会大哭。

2. 焦虑的矫治

焦虑是儿童比较突出的一个情绪问题。具有焦虑问题的儿童在生理、认知、行为等方面会有不同的反映。有研究表明，幼儿期焦虑的不良影响有的会延续到青春期和成年期。因此，教师和家长要分析儿童不同的焦虑状态，针对儿童不同的焦虑状态选择教育方式，帮助儿童缓解焦虑情绪。

（1）改变教育环境和教育方法。不良的教育环境和不恰当的教育方法是导致或加重儿童焦虑的重要原因。例如，教师、家长对儿童的期望太高，常常赋予儿童不能完成的学习任务；对某些危险估计过高，时常给儿童一些多余的威胁和禁令。这些都是儿童产生焦虑的原因。

教师和家长要从改善环境和教育方式入手。根据儿童的年龄特点、智力水平及"最近发展区"等，合理要求儿童，既不溺爱也不苛求，多倾听儿童的心声，多探讨儿童的意见，对儿童所获得的点滴进步及时给予肯定与鼓励，强化儿童的积极情绪，促使儿童的情绪和情感稳定发展。

（2）转移儿童的注意。造成分离焦虑的重要原因是家长对儿童的过分溺爱，使得儿童产生过分的依恋，一旦离开就会产生焦虑。有的儿童则有被教师指责的经历等，强化了不愉快的情绪，从而拒绝上幼儿园。

教师和家长可以采用情感贴近的方式转移儿童对分离产生的焦虑情绪。小班儿童刚入园时，教师可以利用游戏、同伴之间的玩耍和玩具等，有效地转移儿童的分离焦虑，缓解儿童的不安全感。教师还可以在幼儿园里安排一些区角活动，让儿童重现在自己家的感觉，让儿童有一种亲切感。同样，在儿童出现陌生人焦虑时，如不愿意去医院，家长可以有意识地让儿童接触医生，让儿童产生积极的情绪体验，加深对医生情感的贴近，转移儿童的消极情绪，加深儿童的安全感。

（3）允许儿童适度宣泄。儿童总是愿意把自己的见闻和成人诉说。儿童感受到教师和蔼可亲，可以信任，也总是愿意向教师倾诉。但儿童的倾诉方式是不一样的，有的儿童会哭诉，实际上是宣泄心中不快的过程。教师和家长要让儿童宣泄，不要强调"不要哭了"，而要问"为什么哭"，使儿童感受到教师和家长的理解和宽容。教师和家长也可以把儿童抱在怀里，安抚儿童的情绪，让儿童感受到来自教师和家长的力量，从而将焦虑转换为健康的情绪。

幼儿园教师资格证考试·真题·2017年上

选择题：初入幼儿园的学前儿童常常有哭闹、不安等不愉快的情绪，说明这些学前儿童表现出了（ C ）。

A. 回避型状态　　　　　B. 抗拒性格

C. 分离焦虑　　　　　　D. 黏液质气质

【解析】从学前儿童分离焦虑的表现中可以看出，拒绝上幼儿园、烦躁不安、担心害怕甚至哭闹，这些都是分离焦虑的表现。本题选C选项。

【1+X 幼儿照护等级职业技能考试（中级）·考点练习】

分离焦虑的应对

★任务情境

纪录片《小人国》中的晨晨到幼儿园已经1个月了，但是每次离开家长都会哭闹，不进教室或者等待南德小朋友。

问题：晨晨的反应正常吗？教师应该怎么做？

幼儿照护模拟房间提供以下备品。

名称	备品	要求
实施环境	理实一体化多媒体教室、无线网络	干净、整洁、安全、温度和湿度适宜、实时在线观看线上学习资源
设施设备	照护床、椅子、学前儿童仿真模型	无损坏、松动
物品准备	签字笔、记录本、消毒剂	照护者自备工作服、帽子、口罩、发网、挂表
人员准备	照护者具备应对学前儿童情绪情感反应的操作技能和相关知识	照护者着装整齐

请写出具体实施步骤。

（一）评估

项目	要求	得分	备注
幼儿			
环境			
照护者			
物品			

（二）计划

序号	内容	得分
1		
2		

（三）实施

序号	内容	得分
1		
2		
3		
4		

（四）评价

序号	内容	得分
1		
2		

（二）恐惧

1. 恐惧的概念及表现

恐惧情绪是指个体企图摆脱、逃避某种情境时产生的情绪体验，其产生的原因是缺乏处理可怕情境的能力，它并不是一种心理疾病，而是人类的基本情绪。由于儿童所处的环境是不断变化的，在不同阶段出现的不安、担心、害怕等都是正常的情绪表现，只有干扰了儿童对环境的适应，导致其明显痛苦，限制了儿童的活动的情况才是心理状态下的情绪问题——恐惧。

2. 恐惧的矫治

学前期的恐惧是学前儿童中较为常见的一种情绪问题。对于儿童表现出的一般意义上的害怕无须进行有针对性的干预。如果儿童有长时间的恐惧情绪，并明显干扰了其正常的生活秩序，造成儿童的社会适应性降低，这时教师和家长就要进行干预。对儿童恐惧情绪的预防关键在于教育，具体可采用以下几种方式。

（1）建立合理的认知体系。儿童惧怕某种事物是因为不了解该事物，一旦明白真相，其恐惧心理自然就会消除。例如，下雨天，儿童对雷电产生恐惧，教师在科学领域的活动中让儿童知道雷电产生的原理，儿童对雷电的产生有了科学的认识，就能消除对雷电的恐惧。又如，一些树的影子、物体的影子映在墙上，儿童也会产生恐惧，教师可以讲解光照射的原理，让儿童知道影子是怎么产生的，从而消除儿童对影子的恐惧，不断提高认知水平是消除儿童恐惧的重要策略。

（2）禁止恐吓儿童。成人常常为了让儿童听话而对其进行恐吓，如"不听话就不要你了""让老妖怪抓你"等。儿童年幼，分不清真假，恐惧的情绪就会植根在儿童的潜意识里，使儿童常常感到害怕。教师和家长在任何情况下都不能用过分的言语、动作等对儿童进行恐吓，不要让儿童观看不适合其年龄及带有暴力倾向的电影、电视剧、图书等。

（3）培养儿童良好的睡眠习惯。家长在儿童睡觉前不要使其过度兴奋，最好让儿童睡觉之前先用温水洗脚，上床后放松肌肉，自然入睡。同时，家长要让儿童多参加各类活动，锻炼儿童的意志品质，克服恐惧情绪。

（4）参加集体活动。教师和家长要鼓励学前儿童多参加集体活动和游戏，在活动中培养儿童不畏困难、勇敢坚强的意志，克服种种恐惧心理。

（三）暴怒发作

1. 暴怒发作的概念及表现

暴怒发作是指学前儿童在自己的要求或欲望得不到满足，或者在某些地方受到挫折时，表现出来的哭闹、尖叫、在地上打滚、用头撞墙、撕东西等，以及其他发泄不愉快情绪的"过火"行为。暴怒发作时，一般他人无法劝阻学前儿童的这种行为，学前儿童的要求得到满足才能缓解。有些学前儿童暴怒发作过于频繁，成为情绪问题。

2. 暴怒发作的矫治

对暴怒发作行为，主要是在教育中进行预防，教师和家长要培养儿童懂道理、讲道理的品质，不要溺爱和迁就儿童。教师和家长可在以下两个方面预防儿童出现暴怒行为。

（1）正确表达情绪。教师和家长要指导儿童学习正确表达自己情绪的方法，正确疏泄自己的情绪，并在生活、学习中运用。当儿童有合理要求时，家长和教师要及时给予帮助，短期内不能帮助的要说明原因，一旦承诺就要执行。

（2）发挥环境的作用。幼儿园创设的环境应该以儿童为主，尽可能运用儿童喜欢的颜色和格局，要尽量避免设置引起儿童暴怒发作行为的场合和事物。例如，幼儿园可在角落里设计"开心屋""悄悄话"区域，当儿童需要帮助时可以进入区域活动角中寻求帮助。

（四）害羞

1. 害羞的概念及表现

害羞是指在与人接触的过程中，过多地约束自己的言行，以至于无法充分表达自己的思想感情，阻碍了与他人之间的正常交流的表现。学前儿童的害羞经常表现为在被人注意时出现回避、退缩的行为。有时儿童会感到害羞和胆怯，面色发红，心跳加快，说话声音颤抖，全身不舒服。

2. 害羞的矫治

害羞主要是由于儿童自尊心太强，过多地关注自己，在交往过程中太过于担心自己的言行会被别人否定，认为别人的目光都集中在自己身上，因而变得紧张畏缩。有的儿童性格比较内向，气质比较沉静，情绪敏感而且感受力比较强；还有的儿童原本性格比较开朗，交往积极主动，但由于种种原因，连遭挫折，也会变得怕生、害羞。对儿童害羞情绪的预防和矫治可采用以下几种方式。

（1）增强自信心。教师要经常鼓励儿童多与小朋友来往、交谈，多表现自己，使其认识到自己有能力去处理生活中、活动中的一切事情，看到自己的优点和长处。如果儿童在活动中出现了一些问题，教师要及时帮助解决，增强儿童的自信心。对于儿童的点滴进步，教师要及时予以表扬。

（2）创造表达机会。教师要给儿童说话、表达自己的机会。例如，上课时，教师要鼓励儿童多发言，与同伴讨论时要积极主动。教师要鼓励儿童见到熟悉的人时主动打招呼。这些都会使儿童得到他人的尊敬和喜爱，使儿童愿意表达，促进和谐人际关系的建立。

（3）转移注意力。如果儿童在众人面前讲话害羞，教师可以让儿童把注意力集中到讲话的内容上，不要去想别人会有什么反应，争取消除自己的紧张。

💡 幼儿园教师资格证考试·真题·2023年下

选择题：一般来说，在儿童出生后的两年中，不容易观察到的情绪是（C）。

A. 惊喜   B. 害羞   C. 内疚   D. 焦虑

【解析】

A选项：惊喜的情绪出现在婴儿期，最早见于6~9个月，常见于12~15个月。如幼儿可能会因为新奇的事物或突然的惊喜而表现出兴奋和惊喜的情绪。与题干不符，排除。

B选项：婴儿期的害羞最早是出于本能，在9个月左右。如幼儿可能因为陌生人的接触而表现出害羞的情绪。与题干不符，排除。

C选项：儿童在2岁左右较难体验到内疚和羞愧的情绪，这个阶段的儿童还没有形成对自己行为的评价和责任感，因此内疚情绪不太常见。因此选C选项。

D选项：在6~7个月幼儿会出现依恋，当幼儿与依恋的对象分离时便会产生分离焦虑，出现焦虑的情绪。与题干不符，排除。

（五）屏气发作

1. 屏气发作的概念及表现

屏气发作是指学前儿童在发脾气或需求未得到满足而剧烈哭闹时，突然出现呼吸暂停的现象。轻者呼吸暂停半分钟到1分钟，面色发白，口唇青紫；重者呼吸暂停2~3分钟，全身强直，意识丧失，出现抽搐，继而肌肉松弛，恢复正常呼吸。屏气发作现象一般在学前儿童6个月～3岁时出现，3～4岁时逐渐减少，6岁以后则比较少见。

2. 屏气发作的矫治

教师和家长要消除造成学前儿童屏气发作的不良因素，进行良好的教育引导，提供专业的心理治疗。

（六）抑郁

1. 抑郁的概念及表现

抑郁是一种个体感到无力应付外界压力而产生的消极情绪。学前儿童抑郁一般由受到急剧或严重的精神刺激而引起。此外，受到蔑视和抛弃也会使学前儿童产生抑郁情绪。抑郁在3～5岁的学前儿童中主要表现为明显对游戏失去兴趣，在游戏中不断自责或有自残表现。

2．抑郁的矫治

教师要做到对学前儿童的抑郁情绪及时发现，做好与家长的沟通工作。学前儿童患有抑郁情绪一般需要长期、综合、专业的干预。

二、品行问题

品行问题在学前儿童中较为多见，在男性学前儿童的发生率明显高于女性学前儿童。能诱发学前儿童品行问题的因素有很多，与学前儿童所处的社会环境、家庭环境、幼儿园的教育等有密切的关系。品行问题的持续时间较长。一般情况下，对学前儿童存在的品行问题若任其存在或继续发展，不加以纠正，就会导致学前儿童社会适应等方面困难的现象持续存在。

（一）说谎

1．说谎的概念及表现

说谎是一种以欺骗他人为目的、口心不一致的表达方式。学前儿童说的话与事实不符，编造出各种各样的话来骗人的一种行为即说谎。

儿童说谎有时带有偶然性，并不为怪，但如果使用过度，经常说谎，就会被别人不信任，甚至被厌恶，导致儿童社会适应不良，形成人格偏差。从心理因素来看，说谎可以分为无意说谎和有意说谎。无意说谎表现为儿童将想象与现实混淆或者记忆不清的说谎行为。这是由于儿童智力、知识水平低而造成的，家长和教师不必大惊小怪，随着年龄的增长，儿童的记忆力、想象力、辨别力、分析能力的发展，这些说谎的现象会自然消失。有意说谎是儿童为达到某种目的而有意编造与事实不符的言语来欺骗别人的说谎行为。儿童的有意说谎行为是一种不良行为，在教育中要加以矫治。

2．说谎的矫治

学前儿童的无意说谎是与其认知程度有关，教师和家长不必进行纠正，只需提醒儿童真相是什么。学前儿童的有意说谎与家长的教育不当、儿童的虚荣心强、为了逃避惩罚有关。所以，对儿童的说谎行为进行教育，要弄清儿童说谎的原因，然后有针对性地进行矫治。对儿童说谎行为的预防和矫正可采用以下几种方式。

（1）调查原因。学前儿童说谎有的是出于无奈，心中期望得到理解和帮助。教师应努力寻求儿童内心的想法，倾听儿童的自我辩护，体察儿童的心情，根据具体情况给予帮助，减少儿童说谎的机会。

（2）成人的表率作用。学前儿童的模仿能力很强，成人的一些动作和言语在儿童的心里永远是对的，儿童会刻意模仿。因此，要预防儿童的说谎行为，家长和教师就要以身作则，做一个诚实的典范。

（3）对儿童的说谎行为要进行不同的处理。如果儿童说谎是为了得到表扬，教师和家长就应该称赞和鼓励儿童的良好行为，特别是表现诚实的行为，使其懂得诚实的价值。如果是为了避免处罚而说谎，教师和家长就要考虑平时对儿童的处罚是否太重或不合理。教师和家长要避免对儿童有不当的处罚和批评，儿童只有拥有足够的安全感，才能坦然承认自己的错误和过失。如果儿童由于害怕失败而说谎，教师和家长就应该考虑对儿童的期望值不要过高。

（二）攻击性行为

1．攻击性行为的概念及表现

攻击性行为也称侵犯行为，是指有意对别人进行身体攻击（打、咬、踢、推）、言语攻击（大声叫喊、贬低别人）和侵犯别人权利（暴力抢走别人东西）的行为，是损害别人或物体的行为。攻击性行为是学前儿童中较为常见的一种品行问题，到了学龄后日渐减少。儿童的攻击性行为主要表现在当儿童受挫时显得焦躁不安，采取打人、咬人、抓人、踢人、冲撞他人、夺取他人东西、扔东西及类似的方式，引起同伴或成人与其对立的斗争。学前儿童攻击的对象有时是教师或同伴，更多的是针对自己的父母。对于学前儿童的攻击性行为，家长和教师决不能掉以轻心，一旦养成某种习惯，对学前儿童或他人的伤害都是很大的。

2. 攻击性行为的矫治

（1）态度明确。对于儿童的攻击性行为，教师和家长要表明态度，进行说理教育。教师和家长要帮助儿童树立正确的善恶观念，心平气和地让儿童说出事情发展的过程，避免对儿童进行全面否定，导致其产生反抗心理。

（2）惩罚有度。惩罚儿童的攻击性行为要谨慎。过分的惩罚只能让儿童的攻击性行为暂时停止，但不能消除其攻击性行为的发生。也不能采用体罚的方式，因为体罚本身就是对儿童攻击性行为的示范。教师可以采用"冷处理"的方法，即暂时让儿童一个人脱离集体，不加以理睬，直到儿童自己冷静下来，然后采用说理、鼓励、合作等教育方法，这样会取得良好的教育效果。

（3）正确选择影视节目。教师和家长要引导儿童观看积极向上的影视节目，限制儿童观看一些具有暴力倾向的影视节目。当儿童模仿节目中的人物进行打闹时，教师要给予正确的导向，使儿童明辨影视中的虚构成分与现实生活的差距。

💡 **幼儿园教师资格证考试·真题·2022年下**

选择题：有些幼儿经常观看电视上的暴力镜头，其攻击性行为会明显增加，这是因为电视的暴力内容对幼儿攻击性行为的习得起到（D）。

A. 定势作用　　　　B. 惩罚作用　　　　C. 依赖作用　　　　D. 榜样作用

【解析】本题考查影响学前儿童攻击性行为的因素。

影响幼儿攻击性行为的因素主要有父母的惩罚、大众传播媒介（榜样）、强化、挫折。题干中幼儿通过观看电视上的暴力镜头，增加其攻击性行为，说明这是大众传播媒介（榜样）对幼儿攻击性行为产生的影响。因此D选项正确，ABC项与题干不符。

💡 **幼儿园教师资格证考试·真题·2023年下**

简答题：列出教师应对幼儿攻击性行为的三种有效策略。

【解析】教师应对幼儿攻击性行为有以下三种有效策略：

（1）移情训练。使幼儿克服自我为中心，从他人的角度出发思考问题。

（2）交往技能和行为训练。引导幼儿学会正确处理交往中的问题，教会幼儿根据交往的具体情境和问题的具体情况来选择合适的反应方式。

（3）善用精神奖励。面对幼儿积极的行为，教师要及时采用口头表扬、言语肯定等方式进行及时的表扬和鼓励，在儿童集体中营造一种积极的氛围，减少幼儿的挫折感。

（三）学前儿童偷窃

1. 学前儿童偷窃的概念及表现

学前儿童偷窃是指用不正当的方法和手段获取原本不属于自己的钱财、物品等。学前儿童的偷窃对象常常是父母、兄弟姐妹、同伴的物品。学前儿童自我意识尚未形成时，常常以自我为中心，把其想要的或者是已经得到的东西作为自己的东西。随着年龄的增长，学前儿童能够分辨出什么东西是自己的，什么东西是别人的，逐步形成控制能力，不乱拿别人的东西。

2. 学前儿童偷窃行为的矫治

学前儿童最初的偷窃行为往往是为了满足自己的某种需要，与控制能力差有关。有时没有明确的动机，一时冲动也会偷窃。对于学前儿童的偷窃行为一定要进行矫治，特别是明知故犯的行为，更应让其受到应有的惩罚，否则偷窃成为儿童的顽习，会构成其品行上的问题。针对学前儿童偷窃行为的矫治可采用以下几种方式。

（1）明确原因。教师和家长要了解儿童产生偷窃行为的原因，尽可能地满足儿童合理的要求，有针对性地对儿童进行心理健康教育。不要对儿童的行为一味地恼怒，做出过分的反应。

（2）明确道德准则。学前儿童的道德准则是随着年龄的增长和心理的发展而逐渐形成的，因此，发现儿童的偷窃行为时，教师和家长要针对具体情况为儿童讲解偷窃行为是一种坏习惯，应该努力克服、改正。教育儿童时必须针对具体的、真实的事件，不能笼统、含糊，要让儿童明确是非，对偷窃行为有深刻的理解。

（3）奖惩并用。在惩罚儿童的偷窃行为时，教师和家长要注意奖励儿童的诚实行为，特别是儿童改正了偷窃行为时，更应该及时奖励。采用奖惩并用的方法，对儿童改正偷窃行为的效果会更好。

三、性格问题

性格是一个人在对现实的稳定的态度和习惯化了的行为方式中表现出来的人格特征。由于家长长期的溺爱、包办、代替，一些学前儿童会遇事缺乏独立解决的能力，形成依赖、任性等心理问题。性格方面的心理问题若不加以纠正，就会影响学前儿童社会交往、良好品质的形成。

（一）依赖

1. 依赖的概念及表现

依赖主要是指对自己独立处理事情的能力缺乏信心，时时被动，总认为自己难以独立完成任务，解决问题常感到恐惧、焦虑和担心。学前儿童依赖性格的产生主要与家长无微不至的照顾，或者与被规定的条规束缚有关。学前儿童的依赖性格可表现为长期求助于他人，一旦离开别人的帮助就无所适从。学前儿童的过度依赖会影响孩子的正常生长，失去独立生活的能力。

2. 依赖的矫治

长期不正常的依赖关系会使学前儿童的心理发育停止，导致儿童生活自理能力差，缺乏自信心。家长过多的保护剥夺了儿童独立行动、独立做决定的机会，使儿童养成处处依赖别人的性格。教师在教育过程中如果忽视对儿童创造意识、独立人格和动手能力的培养，会使儿童的依赖性格更加严重。针对学前儿童依赖心理的预防和矫治可采用以下几种方式。

（1）观念的转变。教师在教育教学过程中要注意教育思想和教育观念的转变。在教学过程中，教师要鼓励儿童说出自己的想法和建议，尊重儿童的主体性和积极性，发挥其个性，培养儿童的独立性、创造性和自信心。

（2）丰富生活内容。教师和家长要带领儿童参加各种活动，在活动中让儿童体验自由玩耍的乐趣。同时鼓励儿童与其他儿童合作，增强儿童的社会交往能力，有助于降低儿童的依赖性，使儿童养成活泼开朗的性格。

（3）调整爱的方式。家长给予孩子的爱要适当，要理智地控制感情，不可溺爱。在家庭生活中，家长要鼓励儿童自己的事情自己做，自己的问题自己拿主意，家长只提出参考意见。这对儿童独立性的培养具有重要作用。

（二）任性

1. 任性的概念及表现

任性是指学前儿童经常不顾后果、不顾一切地强烈要求实现个人愿望的行为。这种要求完全不考虑他人，想干什么就干什么，做事情往往是一时冲动。如果儿童某方面的不合理要求没有得到满足，他们就会表现出不合作行为，以各种形式发泄不满。任性的儿童表现为缺乏自我控制能力，不能忍受外来的任何约束，其愿望和要求有着极强的主观主义色彩，一意孤行，为所欲为，而且喜欢哭闹，没耐心，没责任心，适应社会能力差，没有分析问题和解决问题的能力，且不分时间、不分场合，随时随地都会发生任性行为。

2. 任性的矫治

儿童的任性不是天生就有的，与后天的教育方式和家庭教育态度密切相关。家庭生活环境和家长的溺爱是导致儿童任性的直接原因。针对儿童任性行为的预防和矫治可采用以下几种方式。

（1）启发引导。家长和教师在教育过程中要注意发现儿童的优点，并加以启发和引导，使儿童任性的弱点转化为积极的心理因素。

（2）转移注意力。当儿童出现任性的行为时，教师和家长要善于利用当时的具体情景，把儿童的注意力转移到新颖的事物上。在没有涉及其他事情或人物时，教师可采取不关注儿童任性行为的方法，即视而不见。这样儿童感觉没有人关注自己的任性行为了，就会转变自己的注意方向。

（3）严格要求，不迁就。家长在平时的家庭教育中不能一味地满足儿童的需要。一旦儿童出现任性行为，家长也不能因为是在客人面前或者公共场所就顺从儿童的行为。家长要用合适的方式拒绝儿童的不合理要求，培养儿童的自制力。

四、语言问题

语言是社会现象，是人类特有的交流工具。3~6岁是学前儿童掌握本民族全部语音的年龄。但是，本阶段的学前儿童存在发声不准确的现象，随着年龄的增长发声不准确的现象逐渐降低。2~3岁学前儿童的头脑中已经储存了许多语言信息，但说出的语言速度相对较慢，也会出现语言问题。

1. 口吃的概念及表现

口吃是学前儿童中常见的一种语言节律的障碍。学前儿童口吃主要是指学前儿童在说话时，不由自主地在字音和字句上，表现出不正确的停顿、延长、重复等现象。学前儿童在说话时常伴有跺脚、摇头、拍腿、做鬼脸等动作。口吃的学前儿童大多有不合群、自卑、羞怯、退缩等表现。学前儿童的口吃并非生理上的缺陷，而是与心理状态密切相关的心理健康问题。由于口吃，学前儿童心理产生紧张，在情绪兴奋、惧怕、激动等紧张状态下，口吃表现得更为严重。

2. 口吃的矫治

口吃的诱因有很多。例如，受到惊吓，听了可怕的故事，看了可怕的电影，儿童会情绪不安，诱发口吃；家庭不和睦，家长态度粗暴，严厉地体罚儿童或者辱骂儿童，可使儿童处于紧张不安的心理状态，容易出现口吃。此外，教育的失误也会导致口吃的发生。对于儿童在学习语言的过程中出现的不连贯和不流畅的现象，如果教师和家长不能很好地进行疏导，就容易导致儿童口吃。因此，矫治儿童口吃应以循序渐进的教育为主，具体可采用以下几种方式。

（1）正确对待儿童的口吃现象。2～3岁的儿童正是口头语言的学习阶段，其所能运用的词汇逐渐丰富，思维迅速发展。此时，儿童头脑中储存的语言信息与口头语言的表达发生脱节。教师和家长要注意正确对待，不能操之过急，不能威逼、恐吓，不能强迫儿童学习说话，使儿童紧张，产生巨大的心理压力。教师和家长要让儿童尽可能地表达自己的想法，要耐心地听儿童说话，不刻意强调儿童的口吃现象，要消除其紧张心理，这样儿童的口吃现象会自然得到缓解。

（2）消除环境中的不良影响。教师和家长要避免周围的人对儿童的嘲笑和模仿；在家庭中，家长要鼓励儿童说话，有针对性地对儿童进行指导，鼓励儿童主动练习，帮助儿童学习自由呼吸，放松与说话器官相关的肌肉。

（3）口头语言练习。对于口吃的儿童，教师和家长可以指导其进行语言训练，让儿童多朗诵、唱歌，用简单的对答方式一问一答，放慢语言速度，使儿童说话时能保证呼吸正常，减轻儿童的口吃现象。

五、不良习惯

有些学前儿童经常出现一些吮吸手指、咬指甲、拔头发、习惯性阴部摩擦等问题行为。这类问题的发生的比例比较大，消失得也比较快，其发生、发展和消失与学前儿童的年龄存在一定的关系。

（一）吮吸手指

1. 吮吸手指的概念及表现

吮吸是一种原始反射，是婴儿一出生就会的一种低级反射。婴儿能够接触到的任何物体都会引起其吮吸反射。2～3岁以后，儿童能够用语言、动作等方式表达自己的愿望，吮吸手指的现象就会自然消失。但是，仍有一些儿童保留了吮吸手指的行为。如果这种行为长期得不到良好的纠正，就可能成为一种不良习惯。由于这种行为会受到同伴或成人的非议，因此会使儿童产生焦虑、害羞等心理问题。

2. 吮吸手指的矫治

学前儿童吮吸手指是一种重复出现的习惯化的行为，由于儿童对口唇期的依存欲望未能得到满足，因此口唇期欲望特别强烈，并且固定于口唇周围。有时，儿童在疲劳或者睡眠时会有吮吸手指的行为，但这基本上是正常现象，以后会逐渐消失。此外，环境和教育的不当也会使儿童养成吮吸手指的习惯。预防和矫治儿童吮吸手指的行为可采用以下几种方式。

（1）改善环境，加大教育因素。儿童吮吸手指往往是由于教师和家长疏于教育、喂养不当，以及儿童孤独、没有玩具等，以至于儿童以吮吸手指作为表达肚子饿或者自己玩耍的一种方式。因此，教师和家长要认真观察儿童、了解儿童，为儿童创设良好的心理教育环境，为儿童提供丰富的玩具和材料，帮助儿童形成良好的行为习惯。

（2）正确对待儿童吮吸手指的行为。儿童一旦有了吮吸行为，教师和家长不要一味地打骂、指责儿童，不要武断地制止，要弄清楚儿童吮吸手指的原因，然后根据实际情况给予儿童安慰、关怀，使儿童消除不良情绪，从而纠正儿童经常吮吸手指的行为。

（3）加强心理辅导。家庭的不和或者忽然变化的外界因素会导致儿童心理焦虑，情绪过度紧张，也会使儿童吮吸手指的行为加强。因此，教师和家长要经常感知儿童内心世界的变化，不要认为其年龄小，不会有太多想法。教师和家长要注意对儿童进行心理训练，让儿童内心强大起来。

（二）咬指甲

1. 咬指甲的概念及表现

学前儿童的咬指甲行为，一般是指学前儿童不能自制地用牙齿将自己长出的手指甲咬去。严重者可将自己的手指指甲咬得很短，甚至咬得甲床出血。咬指甲在3～6岁的学前儿童中发病率较高，有10%～30%的学前儿童有这种行为，男女比例相近。随着年龄增长，症状可自愈。

2. 咬指甲的矫治

（1）消除引起紧张的心理因素。学前儿童的咬指甲行为常发生在心理紧张之际。因此，对儿童咬指甲的教育策略要从消除其心理紧张入手，缓解儿童的情绪和情感，分散儿童的注意力，多为儿童提供操作材料，使儿童没有机会咬指甲。

（2）使用一些苦味剂或者儿童讨厌的味道，协助儿童克服咬指甲的行为。

（3）培养儿童良好的卫生习惯，勤剪指甲、勤洗手，多做一些手指游戏。

（三）遗尿

1. 遗尿的概念及表现

遗尿是指学前儿童在5岁以后仍然不能控制排尿，经常在夜晚入睡后尿床或白天把裤子尿湿。学前儿童遗尿的发生率一般为4%～17%，在5～6岁的学前儿童中发生率最高，11岁以后则很少见，但也有延续到成年的。

2. 遗尿的矫治

遗尿一般分为原发性遗尿（由发育迟缓造成的）和继发性遗尿（一般与心理问题有关）。儿童遗尿主要是心理和社会等方面的刺激所致。例如，过于严格或过于迁就都可影响儿童排尿能力的形成和训练。因此，对于遗尿儿童，教师和家长可采用以下几种方式对其行为进行矫治。

（1）消除儿童的心理压力。儿童的遗尿与儿童紧张不安有关，因此，儿童一旦发生遗尿，教师和家长不要嘲笑、嫌弃儿童，而要以温和的态度对待儿童，帮助儿童树立克服遗尿的信心。

（2）养成良好的生活习惯。教师和家长要培养儿童形成良好的生活作息习惯，控制儿童睡前的饮水量，晚上叫醒儿童排尿，逐步培养儿童夜间自行起床排尿的习惯。

（3）加强自觉排尿的训练。白天儿童有尿的时候，教师和家长可以有意识地控制儿童如厕排尿，进行憋尿的训练，使儿童控制排尿的能力增强，夜间也不会尿床。

💡【1+X 幼儿照护等级职业技能考试（中级）·考点练习】

遗尿现象的干预

★任务情境

在幼儿园午睡的过程中，小班经常有尿床的幼儿，甚至中、大班也有个别幼儿尿床。

问题：这些幼儿出现尿床现象正常吗？教师应该怎么做？

幼儿照护模拟房间提供以下备品。

名称	备品	要求
实施环境	理实一体化多媒体教室、无线网络	干净、整洁、安全、温度和湿度适宜，实时在线观看线上学习资源
设施设备	照护床、椅子、学前儿童仿真模型	无损坏、松动
物品准备	签字笔、记录本、消毒剂、室温计、学前儿童睡前读物、小夜灯	照护者自备工作服、帽子、口罩、发网、挂表
人员准备	照护者具备纠正学前儿童遗尿习惯的相关知识	照护者着装整齐

请写出具体实施步骤。

（一）评估

项目	要求	得分	备注
幼儿			
环境			
照护者			
物品			

（二）计划

序号	内容	得分
1		
2		

（三）实施

序号	内容	得分
1		
2		
3		
4		

（四）评价

序号	内容	得分
1		
2		

（四）习惯性阴部摩擦

1. 习惯性阴部摩擦的概念及表现

学前儿童用手抚弄自己的生殖器或者用其他方式刺激阴部的行为称为习惯性阴部摩擦（擦、夹腿综合征）。这种问题行为在学前儿童中比较多见，随着年龄逐渐增长可逐渐减少。学前儿童除了喜欢用手抚弄生殖器外，部分女童有时会将两腿交叉上下移动或将小物件塞进阴道，年龄稍大的学前儿童有时倚靠在突出的家具角上或骑坐在某种物体上活动身体，摩擦阴部。在发生这种行为时，学前儿童常常伴有双目凝视、面部绯红、伴有出汗、喘气等。学前儿童的这种行为可能不分场合，但大多数学前儿童在入睡前或者刚睡醒时进行，可持续数分钟。有的学前儿童会为了避免成人的干涉而暗中进行，有的学前儿童即使在成人的干涉下停止了这种行为，也会等成人离开后继续进行。

2. 习惯性阴部摩擦的矫治

（1）培养良好的生活卫生习惯。预防学前儿童习惯性阴部摩擦的主要方法是培养儿童良好的生活卫生习惯，经常给儿童清洗生殖器，使其保持清洁、干爽，去除各种不良刺激。教师和家长还要注意儿童的衣裤不要过小，衣服不要太多或太少。

（2）提高认识，加强说服教育。教师和家长要注意观察儿童，一旦发现儿童有习惯性阴部摩擦的迹象，应该及早进行说服教育，不要强行制止这种行为，不要对儿童进行责骂、惩罚。教师和家长要转移儿童的注意力，当儿童发作时，要将儿童抱起来或陪着儿童玩玩具，或到外面游玩，持之以恒，就能改变现状。

（3）养成良好的作息习惯。家长要注意让儿童养成按时睡觉的好习惯，晚上不要让儿童过早上床。上床后就要睡觉，如果没有睡意，家长不要强求儿童睡觉，可以安排一些安静的活动，等到儿童有睡意了再上床睡觉。同样，早晨醒后就马上起床，减少发作的机会。

💡 【1+X 幼儿照护等级职业技能考试（中级）·考点练习】

擦腿综合征的干预

★任务情境

在幼儿园午睡过程中，老师发现丫丫在做奇怪的动作：将两腿交叉上下移动，双目凝视、面部绯红、伴有出汗、喘气等。

问题：丫丫这是怎么了？教师应该怎么做？

幼儿照护模拟房间提供以下备品。

名称	备品	要求
实施环境	理实一体化多媒体教室、无线网络	干净、整洁、安全、温度和湿度适宜，实时在线观看线上学习资源
设施设备	照护床、椅子、学前儿童仿真模型	无损坏、松动
物品准备	签字笔、记录本、消毒剂、室温计、游戏卡片	照护者自备工作服、帽子、口罩、发网、挂表
人员准备	照护者具备纠正学前儿童擦腿综合征的相关知识	照护者着装整齐

请写出具体实施步骤。

（一）评估

项目	要求	得分	备注
幼儿			
环境			
照护者			
物品			

（二）计划

序号	内容	得分
1		
2		

（三）实施

序号	内容	得分
1		
2		
3		
4		

序号	内容	得分
1		
2		

六、睡眠问题

学前儿童睡眠问题常常表现有夜惊、晚睡等。学前儿童夜间睡眠质量不好可导致其白天精神不振、坐卧不安、饮食不佳、容易发脾气。

（一）夜惊

1. 夜惊的概念及表现

夜惊是指睡眠中突然出现的一种短暂性的惊恐反应。夜惊常见于4~12岁的儿童，高发年龄为4~7岁，男孩略多于女孩。夜惊一般在青春期后极少发生。夜惊的表现为：儿童在入睡一段时间后突然惊醒，瞪目起坐，躁动不安，表现出惧怕的情绪体验，有时还会大喊大叫，自言自语，一般很难唤醒。一旦被唤醒，儿童会表现出惊恐，会哭叫，寻求保护，对于成人的安抚和拥抱不予理睬。儿童夜惊一般持续10分钟左右。夜惊发作后，儿童能够继续入睡，对于发生的事情完全遗忘。

2. 夜惊的矫治

夜惊的产生一般与儿童的心理因素有直接关系。儿童由于接触到了意外事故，或者是长期受到教师和父母的训斥，观看了恐怖片等，在夜间休息时大脑的某个部位仍然处于兴奋状态，再现不安和可怕的场面，导致夜惊。夜惊一般对儿童没有什么影响，随着年龄增长会慢慢消失。但如果长期夜惊，则应该警惕儿童是否有其他精神心理问题。针对儿童出现的夜惊行为可采用以下方式进行矫治。

（1）避免对儿童的强烈刺激。教师和家长对儿童观看的影视剧内容要把握尺度，避免儿童接触带有强烈刺激的画面。如果儿童受到了强烈的刺激，如车祸、地震等，要及时进行心理疏导，亲切、耐心地对儿童进行劝导，稳定儿童的情绪。

（2）改善睡眠环境。幼儿园和家庭为儿童提供的睡眠环境应该是温馨、没有刺激的，要有适合儿童睡眠的床、被褥等。家长要注意纠正儿童的睡觉姿势，不要让儿童在过于劳累和紧张后睡觉。

（二）晚睡

1. 晚睡的概念及表现

晚睡是指学前儿童在晚上11点左右还不肯上床睡觉。一般在城市中，学前儿童晚睡现象比较多。若长时间睡眠不足，将严重影响学前儿童的生长发育。

2. 晚睡的矫治

儿童晚睡与家庭的作息时间有密切关系。家长毫无节制地看电视、上网、娱乐等，都会影响儿童的睡眠。儿童缺少家长的安抚，不愿意自己一个人睡觉，与家长的作息同步，也是造成儿童晚睡的主要原因。针对儿童的晚睡行为，家长和教师可采用以下方式。

（1）教师与家长共同帮助儿童建立合理的作息时间。在幼儿园午睡时，教师要让儿童按时睡觉，并提供良好的睡眠环境，如安静、光线柔和的居室等。家长要安排儿童晚上按时睡觉，对不愿意睡觉的儿童要进行安抚，如听音乐、讲故事等，起到对儿童进行催眠的作用。

（2）宣泄体力。儿童白天玩得尽兴，晚上自然早早睡觉。如果儿童白天没有尽情地玩耍，过多的体力没有宣泄掉，晚上就不愿意睡觉。家长可以带领儿童散步、游戏，进行适当的体育活动等，消耗儿童过多的体力，使其自然、安静地入睡。

【1+X 幼儿照护等级职业技能考试（初级）·考点练习】

入睡困难安抚

★任务情境

幼儿小小的家长最近和幼儿园教师反映，小小晚上在家不按时睡觉，经常晚上11点多还不睡，睡着后还会经常醒，家长对此非常焦虑，请教幼儿园教师应该怎么办。

问题：小小出现了什么问题？教师应该怎么做？

幼儿照护模拟房间提供以下备品。

名称	实施条件	要求
实施环境	模拟房间、理实一体化多媒体教室、无线网络	干净、整洁、安全、温度和湿度适宜，实时在线观看线上学习资源
设施设备	照护床、椅子、学前儿童仿真模型	无损坏、松动
物品准备	签字笔、记录本、消毒剂、室温计、玩偶、睡衣等	照护者自备工作服、帽子、口罩、发网、挂表
人员准备	照护者具备安抚学前儿童入睡的方法	照护者着装整齐

请写出具体实施步骤。

（一）评估

项目	要求	得分	备注
幼儿			
环境			
照护者			
物品			

（二）计划

序号	内容	得分
1		
2		

（三）实施

序号	内容	得分
1		
2		
3		
4		

（四）评价

序号	内容	得分
1		
2		

七、饮食问题

学前儿童常常会出现一些与饮食有关的心理健康问题，如异食癖、神经性呕吐、厌食症等，导致儿童营养缺失，影响其生长发育。

（一）异食癖

1. 异食癖的概念和表现

异食癖是由代谢机能紊乱、味觉异常和饮食管理不当引起的一种非常复杂的多种疾病的综合征。儿童异食癖表现为：喜欢吃泥土、石块、蜡笔、纸张、毛发等；对小物体进行吞咽，对大物体进行咀嚼，虽然经过成人劝阻，但是仍然暗自吞食。由于具有异食癖的儿童喜欢异食，因此会出现食欲减退、腹痛、呕吐、便秘、营养不良等症状。

2. 异食癖的矫治

过去很多人认为，儿童患异食癖主要是由于体内缺少锌、铁等微量元素。但是，目前越来越多的医生认为，异食癖主要是由心理因素引起的，一般随着年龄的增长而逐渐消失，很少持续到成人期。儿童异食癖的矫治可采用以下方式。

（1）教师和家长要正视儿童的异食癖，给予儿童更多的关怀，不要简单粗暴地干涉，不可责罚儿童，不可束缚其手脚。否则不仅不能使儿童戒除异食习惯，反而会使儿童暗中进行吞食。

（2）发现儿童有异食癖的倾向时，可以适当地给儿童补充一些铁剂、锌剂，以缓解症状。

（二）神经性呕吐

1. 神经性呕吐的概念和表现

神经性呕吐又称心因性呕吐，是心理因素和教育不当引起的胃肠道功能障碍。儿童可表现为反复呕吐，而躯体没有任何器质性疾病。神经性呕吐一般发生在进食完毕后，出现突然喷射状呕吐，无明显的恶心及其他不适，不影响食欲，呕吐后可继续进食，体重不减轻，无内分泌紊乱现象。

2. 神经性呕吐的矫治

儿童神经性呕吐多发生在不愉快的环境或心理紧张和情绪不安时。针对儿童的神经性呕吐，教师和家长要了解产生呕吐的原因，对其进行的心理健康教育应以心理治疗为主。儿童神经性呕吐的矫治可采用以下方式。

（1）避免心理紧张和情绪不安。例如儿童不愿意上幼儿园，其发生呕吐的时间多数在清晨或饭后。这就要求教师和家长正确对待儿童不愿去幼儿园的情绪，减少儿童的入园焦虑，待儿童的焦虑缓解后，再送儿童去幼儿园。

（2）避免生活环境的刺激。有些儿童由于饮食不当而发生呕吐，同时引起心理反应，就形成了条件反射。之后，即使引起呕吐的原因不存在，但是由于条件反射，心理刺激也可以导致呕吐。因此，教师和家长要尽量避免生活环境中的各种引起儿童呕吐的因素。教师和家长对于儿童的呕吐不要过分关注，避免成人的紧张带给儿童更大的心理压力。

（3）安排合理的生活制度。教师和家长要为儿童安排合理的生活制度，并注意营养的摄取，使儿童及时补充各种营养素和水，保证儿童体内水和电解质平衡。

（三）厌食症

1. 厌食症的概念和表现

厌食症是由于怕胖、心情低落而过分节食、拒食，造成体重下降、营养不良甚至拒绝维持体重的一种心理障碍性疾病。儿童的厌食症主要是指长期食欲减退或食欲缺乏，是一种症状，并非一种独立的疾病。儿童厌食症的主要表现为：面对满桌子的菜肴没有兴趣，强迫儿童进食会适得其反，儿童不仅不吃饭，还闹得很凶；儿童身体受到损害，发育不良；往往面黄肌瘦、皮肤干燥、贫血，身材比同龄儿童矮小，有时性格会出现偏差。

2. 厌食症的矫治

厌食症是儿童饮食问题中发生较多、较常见的一种。强迫儿童进食会使吃饭成为儿童的负担。平时零食吃得太多、食品单调等，都可能导致儿童厌食。对此，教师和家长应采取以下教育策略。

（1）建立有规律的膳食制度。教师和家长应培养儿童良好的饮食习惯，一日三餐定时、定量，饭菜要营养均衡，注意饭菜的花色品种、色香味形，以便引起儿童的食欲。

（2）进餐环境要愉快、祥和。教师和家长要注意在儿童进食时不要训斥儿童，而要了解儿童不吃饭的原因，说服、教育儿童，讲解食物对身体的好处。同时，儿童进食的环境要安静、祥和，教师和家长可以与儿童进行简单的交流，鼓励儿童多吃。

（3）增加儿童的运动量。儿童不愿意吃饭有时是因为儿童没有感觉到饥饿。适当增加儿童的运动量，尤其是户外运动，可促进儿童的新陈代谢，加强身体对食物的吸收，使儿童有饥饿感。但要注意的是，饭前半小时不宜做剧烈运动。

【实训】

一、幼儿照护

不良睡眠习惯的纠正

晚上11点多了，幼儿小宝还是不想睡觉，妈妈反复告诉小宝要睡觉，然后给小宝奶瓶，最后小宝不情愿地含着奶瓶睡着了。请按照考核标准进行操作，并写出操作流程。

不良睡眠习惯的纠正考核标准

考核内容	考核点	分值	评分要求	扣分	得分	备注
评估 （15分）						
计划 （5分）						
实施 （60分）						
评价 （20分）						
总分			100			

二、设计心理健康矫治方案

设计一份学前儿童咬指甲的矫治方案。

矫治方案

学生班级：   学生姓名：

矫治名称			幼儿姓名	
目标				
	重点、难点			
准备				
过程				
家园配合				
矫治效果				

💡 思考练习

1. 学前儿童心理问题的行为特征有哪些?
2. 学前儿童心理健康保健的措施有哪些?

第五单元 ——学前儿童疾病及预防——

知识目标

① 了解学前儿童常见病的表现及预防措施；

② 掌握传染病的基本知识、发生环节、预防措施；

③ 掌握学前儿童传染病的常见表现、预防措施以及护理。

技能目标

能够观察并判断学前儿童生病的表现，做到及早发现疾病，并能进行基本护理。

素养目标

① 学习技能的同时，提高责任意识；

② 提高观察能力、处理问题的能力；

③ 坚持生命至上的原则，维护学前儿童的生命安全。

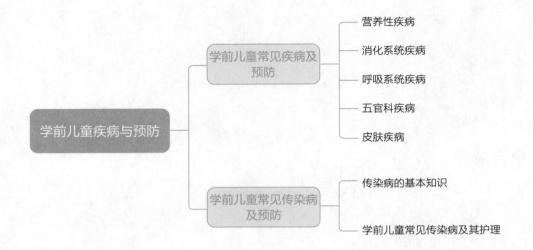

个体一出生就已经具有人体的基本结构和生理功能了。但是，学前儿童的身体系统、器官发育很不完善，抵抗力差，一旦受到外界环境中不良因素的伤害，就极易生病且病情变化快。学前儿童往往不能准确自述病情，需要成人的细心观察，判断其是否患病。托幼机构是儿童集中生活的地方，一旦发生传染病，极易造成流行。需要积极预防、及早发现、妥善处理。

模块一　学前儿童常见疾病及预防

一、营养性疾病

（一）佝偻病

佝偻病又称维生素D缺乏性佝偻病，是学前儿童常见的营养缺乏病症，3岁以下儿童发病较多。佝偻病的主要病因是维生素D缺乏，导致钙、磷代谢失常，骨骼发育障碍，严重者会发生骨骼畸形。

1. 佝偻病的病因

（1）日光照射不足。人体所需要的维生素D主要通过皮肤接受日光中紫外线照射后而来，玻璃、空气污染、衣物遮挡都会阻碍日光中的紫外线。对幼儿来说，日光浴是使机体合成维生素D的重要途径，如果长时间待在室内，缺乏户外活动，则会造成该维生素不足而导致本病发生。冬季日照不足，因此冬、春季节此病多发。

（2）摄入不足。幼儿的饮食结构不合理会影响食物中钙的摄入量，乳类含维生素D极少，并且牛乳含磷过多，钙磷比例不当。因此，幼儿还需要多晒太阳，多摄入动物性食物，因为动物性食物（如鱼肝油、蛋黄）中的维生素D含量较丰富。

（3）生长过速。婴幼儿的生长速度快，对钙和维生素D的需求量大，因此发病率高。早产儿、双胞胎体内存钙量少，更易患病。

（4）疾病、药物影响。幼儿患肝胆、肾、胃肠道疾病会影响维生素D、钙的吸收或体内转化，导致佝偻病。

2. 佝偻病的临床表现

（1）早期症状。发病初期，患儿常伴有睡眠不安，夜间易惊醒，好哭，多汗，因出汗发痒，枕部与枕头摩擦，致枕部环秃。患儿动作、语言发育迟缓，表情淡漠，大脑皮质兴奋度低。

（2）骨骼改变。骨骼发育出现障碍，患儿前囟门大且闭合延迟，头颅呈方形，称为方颅；胸部肋骨软化，两侧肋骨与肋软骨交界处膨大似珠子，称为串珠肋；胸骨中部向前突出，称为"鸡胸"，或下陷，称为"漏斗胸"；患儿站立、行走时，由于四肢缺钙软化，缺乏支撑力，肌肉韧带松弛无力，两腿因负重而向内或向外弯曲畸形，即O形或X形腿。

3. 佝偻病的防治

（1）患儿应遵医嘱补充维生素D和钙制剂，勿久坐、久站、多走，以防骨骼畸形，多进行日光浴。

（2）患儿应多到户外活动，接受阳光中紫外线的照射，以获得维生素D。

（3）提倡母乳喂养，为婴幼儿及时添加含维生素D较多的辅食（蛋黄、动物肝脏等）。

💡 【1+X 幼儿照护等级职业技能考试（初级）·考点练习】

维生素 D 缺乏性佝偻病患儿的照护

★任务情境

幼儿洋洋自学会走路后逐渐出现下肢弯曲，日常睡眠不安、夜哭、多汗，洋洋妈妈一直母乳喂其至18个月。目前，洋洋拒绝喝配方奶，不挑食，但户外活动少。

问题：洋洋出现了什么情况？应该怎样照护？

幼儿照护模拟房间提供以下备品。

名称	实施条件	要求
实施环境	模拟房间、理实一体化多媒体教室、无线网络	干净、整洁、安全、温度和湿度适宜，实时在线观看线上学习资源
设施设备	照护床、椅子、幼儿仿真模型、药物、药匙、药杯、纸巾、小水壶	物品无损坏、松动，药物在有效期内
物品准备	签字笔、记录本、手消毒剂	照护者自备工作服、帽子、口罩、发网、挂表
人员准备	照护者具备照护维生素D缺乏性佝偻病患儿的操作技能和相关知识	照护者着装整齐

请写出具体实施步骤。

（一）评估

项目	要求	得分	备注
幼儿			
环境			
照护者			
物品			

（二）计划

序号	内容	得分
1		
2		

（三）实施

序号	内容	得分
1		
2		
3		
4		

（四）评价

序号	内容	得分
1		
2		

（二）缺铁性贫血

血液中红细胞数量、血红蛋白浓度低于正常值者称为贫血。缺铁性贫血又称小细胞性贫血，是由缺乏铁导致的，血液检查显示红细胞体积比正常红细胞小，是学前儿童常见的营养性疾病。

1. 缺铁性贫血的病因

（1）先天性铁储备不足。母亲患严重缺铁性贫血，早产儿、双胞胎易出现胎儿铁储备不足，此类胎儿出生后会过早耗尽体内储备，造成缺铁。

（2）生长发育快。学前儿童生长速度快，铁的需求量相对较大，如果铁的补充不及时，就会将体内储存的铁用尽，必然造成缺铁性贫血。

（3）摄入不足。乳类的含铁量较低，不能满足幼儿的需求，不及时添加含铁丰富的辅食或偏食将导致铁缺乏，幼儿往往因不合理的饮食结构而造成铁摄入量不足。

（4）疾病。长期腹泻会导致铁的吸收利用障碍；长期反复患感染性疾病，消耗过多也易引起贫血。

2. 缺铁性贫血的症状

（1）轻度贫血时，儿童表现为面色苍白，睑结膜、口唇、耳垂、指甲床等处缺少血色。

（2）重度贫血的儿童会出现呼吸、脉搏频率快，活动时心悸、气促，食欲缺乏、恶心、腹胀及肝、脾轻度增大等造血器官异常现象。

（3）儿童还会因为脑组织缺氧而出现烦躁不安、精神不振、易疲劳、注意力不集中等症状。

3. 缺铁性贫血的防治

（1）合理喂养儿童，及时为其添加含铁食物较多的辅食，给予早产儿、双胞胎铁剂以补充铁。

（2）及时治疗消化系统疾病、感染性疾病。

（3）教育学前儿童形成合理饮食结构，增加含铁食物的摄取。

缺铁性贫血患儿的照护

★任务情境

幼儿东东自出生后一直是母乳喂养，每日只添加少量米粉和稀饭。近期东东精神不振，易疲劳，脸色发白，去医院检查后诊断为缺铁性贫血。

问题：东东缺铁性贫血的原因有哪些？应该怎样照护？

幼儿照护模拟房间提供以下备品。

名称	实施条件	要求
实施环境	模拟房间、理实一体化多媒体教室、无线网络	干净、整洁、安全、温度和湿度适宜，实时在线观看线上学习资源
设施设备	照护床、椅子、幼儿仿真模型、药物、滴管或吸管、药杯、纸巾、小水壶	物品无损坏、松动，药物在有效期内
物品准备	签字笔、记录本、手消毒剂	照护者自备工作服、帽子、口罩、发网、挂表
人员准备	照护者具备照护缺铁性贫血患儿的操作技能和相关知识	照护者着装整齐

请写出具体实施步骤。

（一）评估

项目	要求	得分	备注
幼儿			
环境			
照护者			
物品			

（二）计划

序号	内容	得分
1		
2		

（三）实施

序号	内容	得分
1		
2		
3		
4		

（四）评价

序号	内容	得分
1		
2		

（三）肥胖症

体重超过同年龄、同性别、同身高儿童平均体重20%的儿童称为肥胖症儿童。超过20%～30%者为轻度肥胖，超过30%～50%者为中度肥胖，超过50%者为重度肥胖。约80%的肥胖症儿童成年后仍会肥胖。高血压、糖尿病、高血脂等一些慢性病均与肥胖有一定的关系。肥胖可分为继发性肥胖和单纯性肥胖：有明显病因者称为继发性肥胖，较为少见；无明显病因的称为单纯性肥胖，儿童多数为单纯性肥胖。

1. 肥胖症的病因

（1）肥胖症主要由食物摄取过多，儿童缺乏活动，消耗热量少，摄入热量超过消耗量导致。

（2）遗传因素与精神心理因素也会造成肥胖症。

2. 肥胖症的症状

（1）患儿食欲旺盛、食量大，懒动、喜卧、贪睡。

（2）体格发育较正常儿童迅速，体重明显超过同龄同身高者，智力发育正常。

（3）脂肪呈现全身性分布，主要聚集在腹部、臀部、乳房和肩部。

3. 肥胖症的防治

（1）控制饮食：为学前儿童合理搭配蛋白质、脂类、碳水化合物和水果、蔬菜，控制总热量摄入；改变饮食结构，提倡少食多餐。

（2）增加运动量：患儿每天应增加活动量，可先从小运动量开始，而后逐渐增加运动量。成人应帮助患儿在活动中找到乐趣，喜欢上运动，使体内热量收支平衡。要防治肥胖症，幼儿的锻炼就要坚持不懈，持之以恒。

（3）及时治疗：对其他原因导致的肥胖症，应针对病因及时治疗。

二、消化系统疾病

（一）疱疹性口炎

1. 疱疹性口炎的病因

疱疹性口炎多由单纯疱疹病毒感染所致，多见于1～6岁的儿童，以6个月至2岁的婴幼儿最多。

2. 疱疹性口炎的症状

（1）患儿发病时会有发热、烦躁不安等上呼吸道感染症状。

（2）早期时，患儿口唇、舌缘、颊内侧、上腭等处可见单个或成簇的黄白色透明小疱疹，疱疹直径为2～3mm；疱疹会很快破裂，因此在稍晚期见到的大多是破裂后形成的小溃疡，溃疡表面覆有黄白色纤维素性渗出物，患儿因疼痛而拒食。

（3）疱疹性口炎的病程为1～2周，可自愈。

3. 疱疹性口炎的防治

（1）家长应注意奶瓶、食具的消毒；喂母乳时，母亲应注意乳头和手的清洁。

（2）在患儿的溃疡处涂甲紫溶液或喷洒锡类散等促其愈合，减轻疼痛。

（3）让患儿多饮水，食用流食或软食，所给食物不宜太烫。

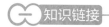

疱疹性咽峡炎的预防①

疱疹性咽峡炎是由肠道病毒引起的以急性发热和咽峡部疱疹溃疡为特征的急性传染性咽峡炎。疱疹性咽峡炎以粪-口或呼吸道为主要传播途径，传染性很强，传播速度快，夏秋季节为高发季节，5岁以下的儿童是高发人群。疱疹性咽峡炎在临床上以发热、咽痛、咽峡部黏膜小疱疹和浅表溃疡为主要表现，还会伴随咳嗽、流涕、呕吐、腹泻等症状。

疱疹性咽峡炎为自限性疾病，一般病程为4～6天，重者可为2周。由于发病初期症状与一般感冒区别不大，因此疱疹性咽峡炎很容易被误认为是普通感冒而延误治疗。家长应当注意观察孩子的情况，如果孩子出现突发高热、咽痛、拒食、呕吐等症状，则要尽快就医。

确诊后，患儿需要居家隔离治疗，避免与外界接触；患儿使用过的物品要彻底消毒；患儿要适当休息、饮食清淡，多吃富含营养且易消化的流食，如牛奶、豆浆、菜粥、蛋花粥等，少食多餐，食物的温度不宜过热，可以用吸管吸食，减少刺激；注意口腔卫生，餐后用淡盐水或生理盐水漱口。对婴儿，家长可以用生理盐水为其擦拭口腔。

日常生活中预防疱疹性咽峡炎要做到：勤洗手，保持手部清洁卫生；常开窗，保持室内空气流通；少聚集，疾病高发季节减少到人群聚集、空气流通差的公共场所，避免接触患病婴幼儿；讲卫生，衣物及被褥等勤晒勤换；多喝水、吃熟食；鼓励孩子多运动，增强免疫力。

（二）腹泻

腹泻为婴幼儿期最常见的消化道疾病，可分为感染性腹泻与非感染性腹泻两大类。此外，也是许多其他疾病的并发症，如感冒等。

1. 腹泻的病因

（1）感染性腹泻。感染性腹泻由食物或餐具等被病菌或病毒污染引发，在夏秋季节多发。另外，消化道以外的疾病（如上呼吸道感染、中耳炎、肺炎等）也可能引起自主神经功能紊乱，导致腹泻。

（2）非感染性腹泻。非感染性腹泻多由喂养不当引起，如同时进食冷、热食物，食物量过多、不易消化，腹部受凉等；少数幼儿可因肠内特殊酶类缺乏导致的消化、吸收障碍而发生腹泻。

2. 腹泻的症状

（1）腹泻轻时，患儿一日腹泻数次，大便为黄色或黄绿色，呈蛋花汤样或水样，有发热、食欲减退表现。

（2）腹泻严重时，患儿一日腹泻十余次甚至更多，伴有频繁呕吐、高热、呼吸障碍、嗜睡和昏迷，尿量明显减少或无尿。腹泻患儿可因损失大量水分，造成水、钠和钾电解质平衡失调，而发生脱水，形成酸中毒。

3. 腹泻的防治

（1）合理喂养婴幼儿，注意餐具消毒及饮食卫生。

（2）轻症者可以使用抗生素控制症状，注意饮食调理和护理，如少食多餐，食物以软烂和易消化为宜，注意腹部保暖，便后用温水清洗臀部。

（3）重症者应及时口服补盐液，避免发生脱水、电解质紊乱及酸中毒，及时将患儿送医治疗。

---

① 资料来源：云南省健康宣教中心疾病. 疱疹性咽峡炎的预防，有改动。

腹泻患儿的照护

★任务情境

幼儿明明在幼儿园上午腹泻三次，呕吐一次，午后出现了水样便，精神不佳，不愿活动，食欲欠佳，未出现脱水。

问题：明明出现了什么情况？应该怎样照护？

幼儿照护模拟房间提供以下备品。

名称	实施条件	要求
实施环境	模拟房间、理实一体化多媒体教室、无线网络	干净、整洁、安全、温度和湿度适宜，实时在线观看线上学习资源
设施设备	照护床、椅子、幼儿仿真模型	物品无损坏、松动
物品准备	签字笔、记录本、手消毒剂、湿巾、盆、温水、柔软裤子、口服ORS溶液、带刻度的50ml水杯、5%鞣酸软膏或40%氧化锌油	照护者自备工作服、帽子、口罩、发网、挂表
人员准备	照护者具备照护腹泻患儿的操作技能和相关知识	照护者着装整齐

请写出具体实施步骤。

（一）评估

项目	要求	得分	备注
幼儿			
环境			
照护者			
物品			

（二）计划

序号	内容	得分
1		
2		

（三）实施

序号	内容	得分
1		
2		
3		
4		

（四）评价

序号	内容	得分
1		
2		

三、呼吸系统疾病

（一）上呼吸道感染

上呼吸道感染简称"上感"，主要病原体是病毒，少数是由细菌引起。上呼吸道感染是学前儿童的常见病、多发病。

1. 上呼吸道感染的病因

常见的急性上呼吸道感染主要有普通感冒、急性咽炎和急性喉炎三种。当受凉、缺乏锻炼或过敏体质等造成机体防御能力下降时，幼儿容易患上呼吸道感染。

2. 上呼吸道感染的症状

（1）一般症状有咽痛、鼻塞、流涕、打喷嚏、微咳、发热等，经3~4天可自愈。

（2）严重时，患儿症状更加明显，可发生高热惊厥，表现为全身无力、食欲不佳、睡眠不安，体格检查可见咽部充血和扁桃体肿大，需要及时诊治，病程一般延长至1周以上。

3. 上呼吸道感染的防治

（1）卫生保健。成人要指导幼儿加强锻炼，增强其对环境冷热变化的适应能力，提高免疫力；保持良好的卫生习惯，如勤洗手、多通风，上呼吸道感染流行时期少去人多的公共场所。

（2）对症治疗。患儿有高热症状时，可根据具体情况给予其物理降温或退热药，对仅有一般症状者不建议使用抗生素。

（3）多休息、饮食清淡。患儿要多休息，饮食要有营养、清淡、易消化，多饮水，保持室内空气流通。

💡【1+X 幼儿照护等级职业技能考试（初级）·考点练习】

上呼吸道感染患儿的照护

★**任务情境**

4岁的花花出现了鼻塞、发热、咳嗽等症状，精神萎靡、食欲不佳，夜间咳嗽更加频繁、少痰。

问题：花花出现了什么情况？应该怎样照护？

幼儿照护模拟房间提供以下备品。

名称	实施条件	要求
实施环境	模拟房间、理实一体化多媒体教室、无线网络	干净、整洁、安全、温度和湿度适宜，实时在线观看线上学习资源
设施设备	照护床、椅子、幼儿仿真模型	物品无损坏、松动
物品准备	签字笔、记录本、手消毒剂、体温计、温水及水杯、棉签、0.5%麻黄素液	照护者自备工作服、帽子、口罩、发网、挂表
人员准备	照护者具备照护上呼吸道感染患儿的操作技能和相关知识	照护者着装整齐

请写出具体实施步骤。

（一）评估

项目	要求	得分	备注
幼儿			

续表

项目	要求	得分	备注
环境			
照护者			
物品			

（二）计划

序号	内容	得分
1		
2		

（三）实施

序号	内容	得分
1		
2		
3		
4		

（四）评价

序号	内容	得分
1		
2		

（二）急性扁桃体炎

1. 急性扁桃体炎的病因

急性扁桃体炎多由溶血性链球菌引起，个别病例也可能由病毒感染引起。急性扁桃体炎是学前儿童的常见疾病，若反复发作将会发展为慢性扁桃体炎。

2. 急性扁桃体炎的症状

（1）急性扁桃体炎多伴有发热、咽痛，可出现吞咽食物困难、高热惊厥、全身不适等症状。

（2）体格检查可见患儿两侧扁桃体红肿增大，上有白色脓点。

3. 急性扁桃体炎的防治

通常临床根据患儿病情的轻重给予治疗。扁桃体属于免疫器官，因此一般不提倡切除扁桃体。急性扁桃体炎的防治方法如下：

（1）急性扁桃体炎患儿需应用抗生素治疗，出现高热时应及时处理，防止发生惊厥。

（2）卧床休息，多喝开水，进食流质或半流质食物，饭前饭后应用温淡盐水漱口。

（三）肺炎

1. 肺炎的病因

肺炎是由病毒或细菌感染肺部引起的疾病。其致病菌有葡萄球菌、肺炎链球菌、溶血性链球菌。在细菌性肺炎中，由葡萄球菌引起的肺炎最为严重。肺炎是学前儿童的常见病、多发病，冬春季节多发。

2．肺炎的症状

（1）患儿常伴有发热、咳嗽、气喘等症状。

（2）严重者鼻翼扇动、口唇发绀、面色发灰、呼吸困难，易发生高热惊厥，伴有呕吐、腹泻。

3．肺炎的防治

（1）患儿发病后应及早住院，进行对症治疗，其所在病室内的空气要保持新鲜，温度和湿度适宜。

（2）穿衣宽松、盖被轻盈，以防过热而加重气喘，稍微垫高背部，促进呼吸。

（3）进食有营养、易消化的食物，少食多餐，多喝水。

💡【1+X 幼儿照护等级职业技能考试（初级）·考点练习】

肺炎患儿的照护

★任务情境

4岁的小雨出现了鼻塞、发热、阵发性连声咳等症状，有痰响，不易咳出，气喘。精神萎靡、食欲不佳，咽部充血、双肺呼吸音粗、有干/湿啰音，经医生诊断为肺炎。

问题：应该怎样对小雨进行照护？

幼儿照护模拟房间提供以下备品。

名称	实施条件	要求
实施环境	模拟房间、理实一体化多媒体教室、无线网络	干净、整洁、安全、温度和湿度适宜，实时在线观看线上学习资源
设施设备	照护床、椅子、幼儿仿真模型、药物、药匙、药杯、纸巾	物品无损坏、松动，药物在有效期内
物品准备	签字笔、记录本、手消毒剂	照护者自备工作服、帽子、口罩、发网、挂表
人员准备	照护者具备照护肺炎患儿的操作技能和相关知识	照护者着装整齐

请写出具体实施步骤。

（一）评估

项目	要求	得分	备注
幼儿			
环境			
照护者			
物品			

（二）计划

序号	内容	得分
1		
2		

（三）实施

序号	内容	得分
1		

续表

序号	内容	得分
2		
3		
4		

（四）评价

序号	内容	得分
1		
2		

四、五官科疾病

（一）龋齿

龋齿是学前儿童常见的疾病之一。发病初始位置一般在牙冠，如不及时治疗，病变继续发展，破坏牙冠表面，形成龋洞，则称为龋齿。龋病是牙齿逐渐被破坏的一种慢性疾病，发病率高、分布广，是学前儿童常见的口腔疾病。世界卫生组织已将其列为重点防治疾病之一。龋齿的发生受多种因素的影响。

1. 龋齿的病因

（1）细菌。食物残渣牢固附着在牙齿深处，在适宜条件下产生牙菌斑，形成酸性物质，破坏牙齿中的有机质，使牙齿组织受损，产生龋洞。

（2）牙齿本身。钙化不足的牙齿容易患龋齿；牙齿排列不齐者，也因不易刷净而导致龋齿；牙齿的点、隙、裂、沟等薄弱处易出现病变；学前儿童乳牙的牙釉质、牙本质松脆，更易患龋齿。

2. 龋齿的症状

（1）浅龋。病变仅在牙釉质表面，出现深色斑点或斑块，表面粗糙，无明显龋洞，幼儿无自觉症状。

（2）中龋。病变至牙本质浅层，出现明显龋洞，幼儿对冷、热、酸、甜等刺激产生疼痛反应，无自发性疼痛。

（3）深龋。病变已达牙本质深层，接近牙髓或已影响牙髓，龋洞较深，冷热等刺激或食物嵌入龋洞均会引起疼痛。如不及时治疗，则病变继续发展并感染牙髓，可引起根尖周炎症。

3. 龋齿的防治

（1）培养儿童良好的口腔卫生习惯，教育儿童要饭后漱口、睡前刷牙和及时清除食物残渣。3岁以上儿童可以开始学习刷牙，选用合适的牙刷，用正确的刷牙方法刷牙，坚持早晚各一次。

（2）注意儿童的饮食习惯，使儿童养成少食甜食和少喝各种饮料的习惯，尤其是在睡前不吃糖；供给儿童合理的膳食，让其多吃蔬菜、水果和含钙、磷、维生素等多的食物，并给予适当粗糙、硬质和含纤维素的食物，这些食物在食用时对牙面有摩擦作用，可减少食物残屑堆积；让儿童多晒太阳，以保证牙齿的正常钙化。

（3）纠正学前儿童吸吮手指、咬铅笔等不良习惯，以防牙齿排列不齐；及时拔去滞留的乳牙，以免影响恒牙的正常发育。

（4）定期带学前儿童进行口腔检查，可半年检查一次。乳牙患龋齿应早治，否则会影响恒牙的正常发育。

（二）急性化脓性中耳炎

1. 急性化脓性中耳炎的病因

急性化脓性中耳炎是化脓性细菌感染中耳黏膜所导致的炎症，如用力擤鼻涕、卧位吃奶而发生呛咳均可导致细菌经咽鼓管进入中耳；挖耳取耵聍若不慎损伤鼓膜，则细菌可自鼓膜破损处进入中耳；流感、麻疹、腮腺炎等传染病也会并发此炎症。如果治疗不及时，将转化为慢性中耳炎。

2. 急性化脓性中耳炎的症状

（1）患儿表现为发热、头疼、耳内刺痛，同时伴有重听、耳鸣症状。

（2）婴幼儿不能准确表达自己的感受，表现为哭闹不休、情绪不安、摇头等，若按压其外耳道或耳后，则更会哭闹不止。

3. 急性化脓性中耳炎的防治

（1）可使用抗生素药物进行治疗，婴幼儿的中耳炎很容易转为慢性，必须充分治疗。

（2）积极预防上呼吸道感染和急性传染病。

（3）教给儿童正确的擤鼻涕的方法。

（4）教育儿童注意不要损伤外耳道和鼓膜。

（三）弱视

弱视是指眼球无器质性病变，但单眼或双眼视力达不到正常标准，经矫正后仍无好转，是一种严重危害学前儿童的视觉发育障碍性疾病。弱视仅发生在视觉尚未发育成熟的学前儿童中，是常见的危害性较大的儿童疾病。

1. 弱视的病因

（1）约有50%的弱视与斜视有关，学前儿童患斜视往往出现复视（视物双影），为克服不适，视觉中枢会自觉抑制来自斜眼的视觉冲动。该眼的视觉功能长期被抑制，就会形成弱视。一般斜视发病越早，产生的抑制越快。

（2）屈光不正或屈光参差（两眼屈光参差较大），日久视力差者可发生弱视。

（3）视觉剥夺。由于种种原因不适当地长期遮盖某只眼睛，光线不能充分进入眼内，导致视觉发育停滞，产生的功能性障碍而发生弱视。

（4）先天性弱视。其发病机制目前尚不十分清楚。

2. 弱视的症状

患儿的眼球外观正常，眼底检查正常，但单眼或双眼视力低下，同时没有立体视觉，不能形成立体视觉想象能力，无法准确地判断物体的正常空间方位和远近，无法获取精细的立体影像，严重影响儿童的生活、学习和将来的工作。

3. 弱视的防治

（1）早发现、早治疗，患儿年龄越小，治愈率越高，治疗弱视的最佳年龄阶段为学前期，7岁以后治疗效果明显下降。

（2）学前儿童应至少每年检查一次视力，一旦发现近视、远视、散光等屈光不正的情况，应在专业人士的指导下及时配戴合适度数的眼镜，以免发展成弱视。

（3）如成人发现儿童经常用歪头偏脸的姿势视物或有斜视，则应及时带儿童去医院检查和诊治。

（4）遵医治疗，弱视的治疗是一个长期的过程，需要家园合作，积极配合患儿坚持治疗。

过早使用电子产品影响学前儿童视力

过早、过量使用电子产品是学龄前儿童出现近视的诱因之一。如今，人们的生活方式较之前发生了很大改变，有些家长为了防止孩子哭闹，经常把手机等电子产品给孩子看，导致手机成为孩子的必备玩具。但是，长时间接触这类电子产品会对孩子的视力造成损伤。

此外，很多家长会关心孩子什么时候可以开始看电视这个问题。法国有"3、6、9、12"规则：3岁前孩子不能使用电子产品；6岁前不能使用电子游戏机；9岁前对孩子使用电子产品的时间予以严格控制；12岁前尽量不让孩子单独浏览网页。美国儿科学会的意见：2岁以下的孩子建议完全不看电视，应当尽量避免孩子接触电视。3～5岁是孩子专注力养成的关键期，而电视运用特技效果，以视觉、听觉的冲击来吸引孩子的注意力。一旦将电视关掉，让孩子看书，他们就很难聚精会神。这是因为书本的画面不会动，也不会发出声响，在视觉和听觉上的诱惑不够大，所以看电视会让孩子的专注力不知不觉地变差。就整体而言，在3～5岁阶段，孩子每天看电视的时间建议不超过1小时，且每看15分钟就要休息一下。家长不能让孩子以为每天都可以看电视，一定要帮孩子选择节目，而且要陪看。

现在3D电影已经很普及，很多家长关心孩子到底可不可以看3D电影，多大可以看3D电影？答案是3岁以上，因为3岁时孩子的双眼立体视觉已经发育完善，可以欣赏3D影像了。普通电影的观看年龄可以参考儿童看电视的年龄（2岁以上）。

五、皮肤疾病

（一）痱子

1. 痱子的病因

痱子多发生在炎热的夏季，由汗液排泄不通畅，导致皮肤汗腺开口部位的轻度发炎所致。如发痒后抓挠，则发生感染，形成痱毒。

2. 痱子的症状

（1）痱子多发生在多汗或容易受摩擦的部位，如前额、颈部、胸部、腋窝、腹股沟等处。

（2）痱子发病之初，皮肤出现点状红斑，很快形成针尖大小的丘疹或水疱，儿童会感到刺痒，通常在气候凉爽时自行消退。

（3）痱毒起初为小米粒大的脓疱，继而可扩大为豆粒大或杏核大，渐渐地变软、破溃并流出黄稠的脓液。脓疱会反复消长、反复发生。

3. 痱子的防治

（1）夏季应注意室内通风、降温。

（2）避免儿童在烈日下玩耍，勤洗澡，保持皮肤清洁。

（3）定时为患儿用温水清洗皮肤，洗净后用爽身粉或药水。

（4）儿童的衣服要宽大、柔软，夏季宜穿透气吸汗的纯棉衣物。

（二）湿疹

1. 湿疹的病因

湿疹是学前儿童常见的过敏性皮肤病，病因较复杂，可由过敏体质引发；也可由致敏食物（如鱼、虾、牛羊肉、鸡蛋、牛奶等）引发；还可因接触羊毛、化纤织品等日常生活用品等引起。

2. 湿疹的症状

（1）湿疹多见于头面部，也可出现在身体的其他部位，如额、颈、肩、背等处。

（2）发病之初患儿前额、两颊、头皮等处会出现小米粒大小的疹子，有皮屑脱落、伴随瘙痒感，之后渗出液体，干燥后形成黄色痂皮。

（3）由于病灶奇痒无比，患儿往往会心神不安，无法入眠、食欲减退。

3. 湿疹的防治

（1）对湿疹的主要防治措施是查找过敏原，注意回避。

（2）乳母应尽量少吃鱼虾及刺激性食物，保持患儿面部清洁，避免湿疹继发感染，可用炉甘石洗剂、湿疹膏等药物止痒。

（3）不用刺激性强的碱性肥皂，不使用化纤、羊毛等材质的衣物、被褥。

模块二　学前儿童常见传染病及预防

传染病是由病原微生物侵入人体所引起的一类疾病，可在人与人、动物与动物或人与动物之间传播、流行。幼儿免疫力低下，在托幼机构集体生活中极易感染传染病并造成流行。因此，积极预防和及早发现、处理传染病是托幼机构的一项重要保健工作。

一、传染病的基本知识

（一）传染病的特点

传染病通常具有以下特点。

1. 有特异的病原体

病原体经一定的途径进入易感者体内，引起传染病。传染病的病原体包括微生物（如细菌、病毒、真菌、支原体、衣原体、立克次体、螺旋体等）和寄生虫（如原虫、蠕虫和节肢动物等）两大类。每种传染病都有其特异的病原体，如水痘的病原体是水痘–带状疱疹病毒，肺结核的病原体是结核分枝杆菌，疟疾的病原体是疟原虫。

2. 有传染性和流行性

所有传染病都具有传染性，个体是否感染某种疾病与病原体的致病力以及自身的免疫力有关。当病原体的致病力超过多数人的免疫力时，就可以在一定的地区、一定的时间引起大规模的流行。

3. 感染后获得一定的免疫力

人体患某种病原体引起的传染病并痊愈后，将产生针对该病原体的免疫力，即不再感染该传染病的能力。不同的传染病，由于其病原体的致病力不同，人体在病后获得的免疫力也是不同的。例如麻疹、水痘，人体在一次患病后几乎不再感染，终身免疫；有的传染病的免疫时间则较短，过了这段时间还会再次感染，如流感等。

（二）传染病的发病过程

传染病的病程可分为以下四个阶段。

1. 潜伏期

潜伏期是指从病原体侵入人体至开始出现症状的这段时间。不同传染病的潜伏期长短不一，短至数小时，如部分流感的潜伏期仅为数小时；长至数月乃至数年，如狂犬病的潜伏期为数月，麻风病的潜伏期长达数年。大多数传染病的潜伏期为几天、几十天。多数传染病的潜伏期比较恒定，人们可以参考传染病的最长潜伏期决定该传染病的检疫期限。例如，幼儿园某班有儿童出现麻疹，自该儿童离园起，该班需检疫21天（麻疹的最长潜伏期）。

2. 前驱期

前驱期是指从出现头痛、发热、疲乏、食欲不佳等多数传染病所具有的共性症状，到出现某种传染病所特有的明显症状的这段时间，一般为1～2天。处于前驱期的患儿已具有传染性。病情发展迅速的传染病可不出现前驱期。

3. 症状明显期

症状明显期是指随着病情的发展，传染病的特有症状和体征陆续出现的时期。例如，水痘患儿出现水疱，乙型脑炎患儿出现颈项强直等典型症状。这一时期患儿的症状由轻到重，由少到多，逐渐或迅速达到高峰。

4. 恢复期

在恢复期，侵入人体的病原体基本消失，传染病的症状陆续消失，人体功能逐步恢复正常。如果在恢复期结束以后，人体的某些功能仍长期未能得到恢复，则会留有后遗症，多见于中枢神经系统传染病。

（三）传染病的发生和流行环节

传染病的发生和流行必须具备三个环节：传染源、传播途径和易感者。当传染病发生时，只要控制住其中任何一个环节，即可阻止传染病的流行。

1. 传染源

传染源是指被病原体感染的人或动物，其体内有病原体生长、繁殖，并将病原体向外排出，包括传染病患者、病原携带者和受感染的动物。

（1）传染病患者。传染病患者是指感染了病原体，表现出病症和体征的人。有些传染病，如麻疹、病毒性肝炎等携带病原体的患者是唯一的传染源。患者体内的病原体可伴随打喷嚏、咳嗽、腹泻等排出体外，传染给易感者。患者排出病原体的整个时期称为传染期。传染期的长短决定了患者隔离时间的长短。

（2）病原携带者。病原携带者是指没有任何症状，但能排出病原体的人或动物。病原携带者可分为健康携带者、潜伏期携带者和恢复期携带者三种。健康携带者是指既无该病明显病史，又无该病明显症状，但能排出病原体的人；潜伏期携带者是指在出现临床症状前（潜伏期末）就能排出病原体的人；恢复期携带者是指临床症状和体征消失后仍能持续排出病原体的人。

（3）受感染的动物。受病原体感染的动物也能成为传染源，传播疾病，如被狂犬病毒感染的狗、猫就是狂犬病的传染源。

2. 传播途径

传播途径是指病原体被传染源排出，侵入健康人体内的途径或方式。传染病病原体主要的传播途径有以下6种：

（1）空气飞沫传播。空气飞沫传播又称呼吸道传播，是呼吸系统疾病的主要传播途径。患者或携带者咳嗽、打喷嚏时病原体随同飞沫被喷散到其周围的空气中，若被易感者吸入体内，则形成传染。麻疹、百日咳、流行性感冒等呼吸系统传染病均可经此途径传播。

（2）饮食传播。饮食传播又称消化道传播，食物或饮用水被病原体污染后，经消化道进入易感者体内，使之受到感染。饮食传播是消化系统传染病的主要传播途径，常见的有伤寒、细菌性痢疾、甲型病毒性肝炎（简称甲型肝炎、甲肝）等。

（3）虫媒传播。虫媒传播是指病原体通过媒介昆虫（如蚊、白蛉、蚤、虱等）直接或间接地传入易感者体内，造成感染而传播疾病。经虫媒传播的疾病主要有：蚊虫传染的流行性乙型脑炎、疟疾，白蛉传染的白蛉热，跳蚤传染的鼠疫，虱子传染的斑疹伤寒等。

（4）日常生活接触传播。病原携带者的衣服、被褥、餐具、玩具被其分泌物、排泄物中的病原体污染，这些物品上的病原体再通过人的手或其他方式传播给易感者，形成新的感染。在日常生活中，托幼机构应严格执行消毒制度，教师要培养幼儿良好的个人卫生习惯，如及时清洁双手，因为饮水、进食都需要用手完成，而手与环境频繁接触，很容易被带有病原体的排泄物或分泌物直接污染。家庭中也应提倡生活用品专人专用。

（5）医源性传播。医源性传播是指医务人员在检查、治疗传染病患者时，或在实验室操作过程中，因工作失误或不规范操作造成的疾病感染。例如，若献血者是乙型肝炎病毒（简称乙肝病毒）携带者，则受血者就有感染乙型病毒性肝炎（简称乙型肝炎、乙肝）的风险；与病原携带者共用注射器也有感染传染病的风险。

（6）母婴传播。母婴传播也称垂直传播，是指母亲直接将病原体传染给婴儿。母婴传播包括胎盘传播、分娩损伤传播、哺乳传播和产后接触传播等，出生前和出生后均可传播。例如，艾滋病、乙型肝炎在妊娠期都可通过胎盘传播给胎儿，病原体也可经产道传播给婴儿，产后病原体可通过母乳喂养感染给婴儿。

3. 易感者

易感者是指对某种传染病缺乏特异性免疫力，被病原体侵入后易发病的个体或人群。易感者的多少对传染病的发生和流行有很大的影响。某种传染病的易感者越多，则这种传染病发生和流行的可能性越大。

（四）传染病的预防

传染病的预防关键在于从其发生和流行的3个基本环节着手，采取综合性措施。

1. 控制传染源

控制传染源是控制传染病发生和流行的根本环节。控制传染源应该做到早发现、早报告、早隔离、早诊断、早治疗，及时采取措施，尽可能地减少传染病的传播机会。控制传染源的具体措施如下：

（1）及早发现传染源。多数传染病在疾病早期传染性最强，因此，托幼机构应建立健全并坚持执行健康检查制度，以在第一时间发现传染病患儿，从而有效防止传染病的传播。幼儿入园（所）前须进行健康检查，若发现幼儿为传染病患者或传染病患者的接触者，则暂不接受入园（所）；入园（所）后，托幼机构应定期组织幼儿进行健康检查；托幼机构应每日认真进行晨间检查及全日健康观察；托幼机构的工作人员也应证明自身为健康状况合格者方可上岗，并定期体检；在传染病流行期间，托幼机构的健康检查应更加全面、细致。

（2）及早隔离患者。托幼机构应设隔离室，一旦发现传染病患儿或疑似患儿，应立即进行隔离并个别照顾，第一时间通知家长。对其所涉及的环境和用具，托幼机构应采取必要的消毒措施，防止传染病的传播。

（3）对接触者检疫。传染病患者接触者的检疫时间按该传染病的最长潜伏期实施，检疫期满，未发现新病症者，可解除检疫。若检疫期间有新病例出现，则检疫期延长至新患者的最长潜伏期期满。检疫的目的是缩小传染的范围，尽早发现潜在的被感染者。在托幼机构，传染病接触者包括患儿所在班的其他幼儿和保教人员，检疫期间不接收新生进班。

2. 切断传播途径

切断传播途径是防止传染病流行的重要环节。针对各种传染病的不同传播方式，采取相应措施切断传播途径，就可有效控制传染病的蔓延。

（1）托幼机构经常性的预防措施。

①搞好环境卫生，活动室定时开门窗通风换气，保持空气新鲜，室内外环境应每日清扫，保持清洁，注意消灭苍蝇、蚊子和老鼠。

②注意饮食卫生，餐具消毒，采用分餐制，不给幼儿吃生冷、腐败变质、不清洁的食品。

③培养幼儿良好的个人卫生习惯，如饭前便后洗手、不吃不干净的食物、勤洗澡、勤换衣、勤剪指甲等。

④做好经常性的消毒工作，消除或杀灭外界环境中的病原体。这是切断传播途径的重要措施。

⑤在传染病流行季节控制幼儿不去或少去人多的公共场所。

（2）传染病流行期间采取的措施。托幼机构应立即隔离患儿，并对其所接触过的环境和日用品进行彻底消毒。针对呼吸系统传染病，应彻底通风换气；针对肠道传染病和皮肤传染病，应将患儿使用或接触过的物品进行彻底消毒。

3. 保护易感者

（1）非特异性保护措施。幼儿的免疫力不完善，属于易感者，因此，托幼机构应增强幼儿的体质，提高其非特异性免疫力，如鼓励幼儿坚持体育锻炼和户外活动，提供合理的营养支持，培养良好的个人卫生习惯。

（2）特异性保护措施。传染病具有特异性免疫的特点，除天然免疫获得外，人们还可以通过人工方法获得免疫力，即人工免疫接种，是指将一些病原体用人工方法制成疫苗，再接种到健康人体内，使人在不发病的情况下产生对该种传染病的抵抗力，从而获得对该病的免疫力。有计划地、系统地预防接种是保护幼儿最有效的措施。

人工免疫接种包括基础免疫和加强免疫两部分。

①基础免疫。婴儿出生6个月以后，从母体获得的免疫物质已经基本消失，极易感染疾病。根据常见传染病的发病情况，有重点地选择几种对婴儿威胁较大的传染病疫苗，在短期内接种至婴儿体内，使他们获得对这些传染病的免疫力，为其今后的免疫打下基础，这种初次接种称为基础免疫。

②加强免疫。进行基础免疫后，人体内获得了一定的免疫力。一段时间后，免疫力会逐渐下降，需要重复接种一次，这样会使免疫力再度提高，达到巩固免疫效果的目的，这种复种称为加强免疫。

💡【1+X 幼儿照护等级职业技能考试（初级）·考点练习】

传染病科普

★任务情境

冬去春来，阳光幼儿园打算开展一次科普传染病知识的家园活动，园长指派作为教师的你开展讲座。

问题：你将如何完成这次讲座？

幼儿照护模拟房间提供以下备品。

名称	实施条件	要求
实施环境	模拟房间、理实一体化多媒体教室、无线网络	干净、整洁、安全、温度和湿度适宜，实时在线观看线上学习资源
设施设备	桌椅若干	物品无损坏、松动，药物在有效期内
物品准备	签字笔、记录本	照护者自备工作服、帽子、口罩、发网、挂表
人员准备	照护者具备科普传染病的相关知识、宣讲的技能；家长若干名	照护者着装整齐；家长做好听课准备

请写出具体实施步骤。

（一）评估

项目	要求	得分	备注
幼儿			
环境			
照护者			
物品			

（二）计划

序号	内容	得分
1		
2		

（三）实施

序号	内容	得分
1		
2		
3		
4		

（四）评价

序号	内容	得分
1		
2		

二、学前儿童常见传染病及其护理

（一）呼吸系统传染病

1. 水痘

水痘是由水痘-带状疱疹病毒引起的急性呼吸系统传染病，传染性极强，是幼儿常见的急性传染病，6个月至3岁儿童的发病率最高，主要经空气飞沫传播，日常生活接触也可传染，多发于冬春季节，其他季节可散发。病愈后，患儿可获得终身免疫。

129

（1）水痘的症状。水痘发病急，患儿可出现发热、不适、上呼吸道感染症状等，数小时或2天内出现皮疹。皮疹先见于头皮、面部，渐延于躯干、四肢，按斑疹—丘疹—水疱—结痂的顺序发展。患儿身上可同时存在丘疹、水疱、结痂等多种形态的皮疹。患儿在疱疹期有瘙痒感，疱疹从中心开始干枯、结痂，数日后痂皮自行脱落，脱落后不留瘢痕。

（2）水痘的预防。患儿需隔离治疗，直至皮疹全部干燥结痂为止。对患儿的接触者，应隔离观察3周。易感者可接种水痘–带状疱疹减毒活疫苗进行预防。

（3）水痘的护理。发病期，患儿应卧床休息，补充充足的水分，进食易消化的食物；勤换衣服、被褥，保持皮肤清洁卫生；勤剪指甲，防止因痒抓破水痘，也可用炉甘石洗剂止痒。病室应勤通风，保持室内空气清新。

💡【1+X 幼儿照护等级职业技能考试（初级）·考点练习】

水痘的防护

★任务情境

幼儿亮亮很喜欢去游乐园，所以亮亮妈妈经常带他去玩。一天早上，亮亮妈妈发现亮亮出现发热症状。第二天，亮亮觉得身上很痒，背部出现了红色皮疹，还有几个水疱。

问题：亮亮出现了什么问题？应该怎样照护？

幼儿照护模拟房间提供以下备品。

名称	实施条件	要求
实施环境	模拟房间、理实一体化多媒体教室、无线网络	干净、整洁、安全、温度和湿度适宜，实时在线观看线上学习资源
设施设备	照护床、椅子、幼儿仿真模型	物品无损坏、松动
物品准备	签字笔、记录本、手消毒剂、手电筒、医用棉签、压舌板、温盐水、体温计、退热贴、炉甘石洗剂、抗生素软膏	照护者自备工作服、帽子、口罩、发网、挂表
人员准备	照护者具备照护水痘患儿的操作技能和相关知识	照护者着装整齐

请写出具体实施步骤。

（一）评估

项目	要求	得分	备注
幼儿			
环境			
照护者			
物品			

（二）计划

序号	内容	得分
1		
2		

（三）实施

序号	内容	得分
1		
2		
3		
4		

（四）评价

序号	内容	得分
1		
2		

2．麻疹

麻疹是由麻疹病毒引起的急性呼吸系统传染病。患者是麻疹病毒的唯一传染源，以空气飞沫传播为主要传播途径。麻疹病毒的独立生存力不强，在流通的空气中或阳光下半小时即可被杀死。以6个月至5岁儿童的发病率最高，主要见于冬春季节。

（1）麻疹的症状。麻疹的整个病程为10~14天，分为3个时期。

①前驱期。患儿出现高热、咳嗽、流涕、眼红多泪、畏光等症状。发热2~3天后，患儿颊黏膜近磨牙处可见白色小点，其外周有红晕，称为麻疹黏膜斑，逐渐增多并延及牙龈及唇黏膜，是早期诊断的可靠依据。

②出疹期。出疹期始于发病后的第4~5天，皮疹先见于耳后、颈部，渐至额头面部，然后自上而下至躯干、四肢。起初皮疹稀疏分布呈淡红色，而后逐渐密集融合呈暗红色，皮疹间可见正常皮肤。出疹期患儿的全身症状加重，表现为高热，可有咳嗽、呕吐、腹泻症状。

③恢复期。皮疹出齐后逐渐消退，患儿的体温恢复正常，症状随之减轻至消失，精神好转。

（2）麻疹的预防。适龄学前儿童要按照计划免疫要求接种麻疹减活疫苗，病例接触者要隔离观察21天。

（3）麻疹的护理。病室内应保持安静、清洁、空气清新，患儿停留过的房间要开窗通风3小时；避免强光对患儿眼睛的刺激；注意保持患儿皮肤、口鼻及眼部黏膜的清洁；患儿出现高热时要为其补充水分，并注意观察有无并发症。

3．风疹

风疹是由风疹病毒引起的常见呼吸系统传染病，主要通过空气飞沫传播。风疹在冬春两季流行，5岁以下儿童发病较多。发病时，患儿的全身症状轻，病程短，并发症少，皮疹出现迅速，消退也快，病愈后可获得终身免疫。

（1）风疹的症状。患儿病初可有低热、轻度咽炎和结膜炎表现，耳后淋巴结、枕部淋巴结增大和软腭及咽部红色黏膜疹。患儿通常于发热当天或次日就开始出疹，皮疹先见于面部，在24小时内按躯干、四肢的顺序遍及全身，但手心、脚心没有皮疹。起初皮疹为稀疏的红色斑丘疹，后发展为麻疹样皮疹，躯干尤其是背部的皮疹分布均匀、密集。出疹期患儿的体温不再升高，全身症状较轻。皮疹一般持续2~3天消退，不留瘢痕。退疹时患儿体温下降，全身症状逐渐消退，完全恢复需数周以上。

（2）风疹的预防。幼儿可接种风疹减毒活疫苗，促使体内产生抗体；患儿需隔离治疗至出疹后5天，接触者要隔离观察21天；孕妇需与风疹患者隔离，以免感染致胎儿畸形。

（3）风疹的护理。患儿应隔离治疗，卧床休息，注意口腔护理，多喝开水，进食流质或半流质食物。成人应保证病室内空气清新，在患儿出现高热时要采取退热措施。

4. 流行性腮腺炎

流行性腮腺炎俗称痄腮，是由腮腺炎病毒引起的急性传染病，以腮腺肿胀、疼痛为主要特征，感染后终身免疫。腮腺炎病毒主要通过空气飞沫传播，冬春季节多发，其他季节偶有散发。

（1）流行性腮腺炎的症状。流行性腮腺炎发病急，多数伴有发热、畏寒、头痛和食欲不佳等症状。数小时至一两天后，多数患儿一侧腮腺肿大，2～3天后另一侧腮腺也肿大，有时双侧腮腺同时肿大。腮腺肿胀一般以耳垂为中心，边缘不清，可见明显的红肿，轻压有疼痛。咀嚼或吃酸、硬的东西时疼痛会加重，经4～5天后消肿。体质较弱儿童的病程会加长。

（2）流行性腮腺炎的预防。患儿隔离治疗至腮腺肿胀完全消失后3天；接触者可服板蓝根冲剂预防，隔离观察21天；同时，做好其他幼儿的预防接种的工作。

（3）流行性腮腺炎的护理。患儿应卧床休息，保持口腔清洁，多饮水或用温盐水漱口，预防继发感染。成人应使患儿有良好、安静的休息环境，给予其营养丰富、易消化的半流质食物，避免患儿进食酸、辣、硬的食物，以免刺激腮腺管口。腮肿疼痛者可用湿毛巾冷敷或药物外敷。

5. 流行性感冒

流行性感冒简称流感，是由流感病毒引起的急性呼吸系统传染病。流感患者是流感病毒的主要传染源。流感病毒主要通过空气飞沫传播。流感的传染性很大，可迅速传播、流行，四季均可流行，一般多发于冬末春初。人群对流感普遍易感。

（1）流行性感冒的症状。流感发病突然，多表现为畏寒、发热、头痛、全身酸痛、眼干及咽部疼痛，部分幼儿咳嗽、气喘，有时伴有胃肠道症状（如呕吐、腹泻），常可并发中耳炎、鼻窦炎等。发热症状在1～2天达到高峰，经3～5天可消退，重症者则需10天左右。

（2）流行性感冒的预防。流感流行期间，幼儿外出时应戴口罩，少去或不去人多的公共场所；注意室内清洁和通风；平时加强锻炼，提高免疫力；可接种流感减毒活疫苗。

（3）流行性感冒的护理。患儿的卧室应保持空气清新，阳光充足。患儿应卧床休息，多饮温开水，饮食要有营养、易消化，保持鼻咽、口腔清洁。

💡 幼儿园教师资格证考试·真题·2023年下

选择题：免疫时间较短，可多次感染的传染病毒是（A）。

A. 流感　　　　B. 水痘　　　　C. 麻疹　　　　D. 腮腺炎

【解析】本题考查的是幼儿常见传染病。

A选项：流感就是流行性感冒，是由流感病毒引起。传染力强，多在冬末春初流行，在小儿中的发病率及病死率高。患者呼吸道通过分泌物排除病毒，经飞沫污染手、玩具、茶杯、衣物后也能发生间接传播，由于流感病毒在空气中存活时间不超过30分钟，因此以空气飞沫直接传播为主。同时，流感的免疫时间很短，可以多次感染。因此A选项正确。

B选项：水痘是由水痘病毒引起的呼吸道传染病，病初主要是经飞沫传播，多发于冬春季节，以6个月至3岁的儿童发病率最高。与题干不符，排除。

C选项：麻疹是儿童常见的急性呼吸道传染病之一，其传染性很强，2~3年一次大流行。麻疹病毒属副黏液病毒，通过呼吸道分泌物飞沫传播。少数人会患第二次麻疹。与题干不符，排除。

D选项：腮腺炎是儿童常见的呼吸道传染病，是由腮腺炎病毒引起的急性、全身性感染，以腮腺肿痛为主要特征。该病主要通过直接接触、飞沫、唾液的吸入进行传播。与题干不符，排除。

6. 猩红热

猩红热是由乙型溶血性链球菌引起的急性呼吸系统传染病，主要通过空气飞沫传播。猩红热多见于2~10岁的儿童，一年四季均可发生，发病高峰为冬春季节。

（1）猩红热的症状。猩红热发病急，多数患儿有发热、咽痛、头痛、食欲减退、呕吐等症状，1~2天后出疹。皮疹从耳后、颈部迅速蔓延至躯干、四肢。皮疹呈现猩红色，针尖样，用手按压皮肤可见红色暂时消退数秒，按压处皮肤苍白。在患儿的肘窝、腋窝等皮肤皱褶处，皮疹细小而密集，呈一条条红线状，称为帕氏线。发病后3~4天，患儿的舌乳头红肿，状似成熟的杨梅，称为杨梅舌。帕氏线和杨梅舌都是猩红热的典型症状。皮疹于3~5天后按出疹先后顺序消退，并伴有脱屑。

（2）猩红热的预防。猩红热流行时，儿童应少去或不去人多的公共场所。同时，托幼机构要做好晨检工作，保持室内空气清新、通风。

（3）猩红热的护理。患儿应隔离治疗，卧床休息，保持口腔清洁，注意皮肤护理，饮食有营养、易消化。病室内应安静、通风，注意定期消毒。

（二）消化系统传染病

1. 病毒性肝炎

病毒性肝炎是由不同类型的肝炎病毒引起的，可分为甲型肝炎、乙型肝炎、丙型病毒性肝炎（简称丙型肝炎、丙肝）、丁型病毒性肝炎（简称丁型肝炎、丁肝）、戊型病毒性肝炎（简称戊型肝炎、戊肝）5种类型。常见的为甲型肝炎和乙型肝炎。甲型肝炎病毒（简称甲肝病毒）存在于患者的粪便中，直接或间接污染手、食物、饮水，经口感染而患病。乙肝病毒主要通过血液、日常生活密切接触传播，医源性传播、母婴传播也可造成乙肝的感染。

（1）病毒性肝炎的症状。无论是甲型肝炎还是乙型肝炎，都可以分为黄疸型肝炎与非黄疸型肝炎。

①甲型肝炎。甲型肝炎多为急性发病，患者最初有发热、头痛、食欲不佳、呕吐、腹痛等症状，不喜油腻类食物、精神状态差、乏力、烦躁。约1周后，患者出现黄疸，肝功能下降，2~6周后好转，食欲、精神好转，肝功能逐渐正常。甲型肝炎的病程约为1个月。

②乙型肝炎。患者的早期症状较轻，一般有发热、乏力、头晕、恶心、呕吐等症状。乙型肝炎多为慢性肝炎，部分患者会成为病毒携带者。

（2）病毒性肝炎的预防。甲型肝炎患儿所处的环境，日用品、玩具要彻底消毒，食具和日常用具要专人专用。成人要培养幼儿良好的日常卫生习惯，如饭前便后洗手、不吃不洁食物等。针对乙型肝炎，相关部门要严格控制血液及医源性传播，幼儿可接种甲肝减毒活性疫苗和乙肝疫苗。

（3）病毒性肝炎的护理。临床应给予患儿对症治疗。患儿要卧床休息，好转后可适当增加活动量；饮食宜清淡，可适当增加蛋白质和糖类的含量。

2. 细菌性痢疾

细菌性痢疾又称菌痢，是由痢疾杆菌引起的肠道传染病。病菌患者随粪便排出体外，通过被污染的手、食物、水、日常接触，经口感染。此病全年均可散发，多发于夏秋季节。

（1）细菌性痢疾的症状。细菌性痢疾发病突然，患儿表现为发热（体温38~39 ℃）、头痛、腹痛、腹泻（每天可排便数次甚至数十次），便中有黏液、脓血，伴有明显的里急后重感（总有便意和排不净的感觉）。如不及时抢救治疗，可危及生命。

（2）细菌性痢疾的预防。患儿的食具、用具、粪便要做消毒处理。成人应培养幼儿良好的日常卫生习惯，如餐前便后洗手、不喝生水、不吃腐败变质的食物等；加强饮食卫生、环境管理。

（3）细菌性痢疾的护理。患儿应卧床休息，进食流质或半流质食物，忌食多渣（如粗纤维食物）、油腻及刺激性食物，病情好转后逐渐恢复正常饮食并加强营养，便后可用温水清洁臀部。

3. 手足口病

手足口病是由多种肠道病毒引起的，其中以柯萨奇病毒较为常见。除消化道传播外，柯萨奇病毒的传播途径还包括呼吸道传播和日常生活接触传播，患儿的水疱液、咽分泌物及粪便中均带有病毒。手足口病以夏秋季节高发，在1~2岁的婴幼儿中多见。

（1）手足口病的症状。患儿起先发热，有咳嗽、咽痛、全身不适，随后手、足、口腔等部位出现小疱疹或小溃疡。患儿会因疼痛而拒绝进食。手足口病经1周左右自愈，水疱干涸。

（2）手足口病的预防。室内常通风换气，日常用品定期消毒。成人要教育幼儿勤洗手、不喝生水、不吃生冷食物，手足口病流行期间不去人群密集、空气不流通的公共场所等。

（3）手足口病的护理。患儿需隔离治疗，卧床休息，勤换被褥，保持清洁；皮肤破损处不能用手乱抓，避免发生感染；注意保持口腔清洁，患儿的食具、便具要专用，用后注意消毒。

💡【1+X 幼儿照护等级职业技能考试（初级）·考点练习】

手足口病的防护

★**任务情境**

一天早上，晶晶妈妈发现晶晶发热了。第二天，晶晶食欲不佳，说嘴巴痛，晶晶妈妈发现晶晶嘴巴里出现水疱，随后晶晶的手、脚上出现红疹。

问题：晶晶出现了什么问题？应该怎样照护？

幼儿照护模拟房间提供以下备品。

名称	实施条件	要求
实施环境	模拟房间、理实一体化多媒体教室、无线网络	干净、整洁、安全、温度和湿度适宜，实时在线观看线上学习资源
设施设备	照护床、椅子、幼儿仿真模型	物品无损坏、松动
物品准备	签字笔、记录本、手消毒剂、手电筒、医用棉签、压舌板、温水、体温计、退热贴、甲紫溶液或抗生素软膏	照护者自备工作服、帽子、口罩、发网、挂表
人员准备	照护者具备照护手足口病患儿的操作技能和相关知识	照护者着装整齐

请写出具体实施步骤。

（一）评估

项目	要求	得分	备注
幼儿			
环境			
照护者			
物品			

（二）计划

序号	内容	得分
1		
2		

（三）实施

序号	内容	得分
1		
2		
3		
4		

（四）评价

序号	内容	得分
1		
2		

（三）神经系统传染病

1. 流行性乙型脑炎

流行性乙型脑炎简称乙脑，是由流行性乙型脑炎病毒引起的急性中枢神经系统传染病，主要传播途径是虫媒传播，蚊子是主要传播媒介。乙脑的高发季节是夏秋季节，多见于儿童。

（1）流行性乙型脑炎的症状。乙脑通常发病急，患儿表现为高热、头痛、嗜睡、食欲不佳、喷射性呕吐。严重时，患儿可出现惊厥、神志不清、深度昏迷、肢体瘫痪等症状，因病变部位在大脑，因此患儿恢复后留有明显的神经系统后遗症，如失语、肢体残疾、智力减退等。

（2）流行性乙型脑炎的预防。灭蚊、防蚊是预防乙脑的关键。适龄婴幼儿可接种乙脑灭活疫苗。

（3）流行性乙型脑炎的护理。对乙脑患儿，主要采取对症治疗，注意护理，给予充足的水分和营养丰富、易消化的食物。

2. 流行性脑脊髓膜炎

流行性脑脊髓膜炎简称流脑，是由脑膜炎双球菌引起的急性传染病，主要通过空气飞沫传播。爆发型流脑一旦发病，病情凶险，须急症抢救。流脑的高发季节为冬春季节，6个月至2岁幼儿的发病率较高。

（1）流行性脑脊髓膜炎的症状。发病初期，患儿有类似于上呼吸道感染的症状，但不明显，部分患儿有咽痛、鼻咽黏膜充血和分泌物增多的现象。之后患儿突发高热，出现神志不清、高热、头痛、恶心、喷射状呕吐，颈部有抵抗感甚至强直。流脑的病程经过时间不一，轻者3~4天，重者1~2个月。若对重症患儿抢救不及时，则会危及其生命。

（2）流行性脑脊髓膜炎的预防。注意环境卫生，室内经常开窗通风；养成良好的个人卫生习惯。家长在冬春季节不带婴幼儿去人员密集的公共场所；观察发热的儿童，若其出现头疼、呕吐，特别是皮肤有出血点，则应按流脑处理，迅速将其送往医院。

（3）流行性脑脊髓膜炎的护理。保持室内的安静、通风，及时给予高热患儿降温措施。患儿应卧床休息，多饮水，进食富有营养、易消化的食物。

一、幼儿照护

维生素 D 缺乏性佝偻病患儿的照护

丽丽3岁了，日常睡眠不安，好夜哭，多汗、烦躁，枕秃，学会坐、站、走均晚于同龄幼儿。请问丽丽这是怎么了？应该怎样进行照护？请按照考核标准进行操作，并写出操作流程。

维生素D缺乏性佝偻病患儿照护考核标准

内容		考核点	分值	评分要求	扣分	得分	备注
评估 （15分）							
计划 （5分）							
实施 （60分）							
评价 （20分）							
总分				100			

二、设计预防传染病的方案

给幼儿园设计一份手足口病预防方案。

幼儿园手足口病预防方案

学生班级：   学生姓名：

预防病例			班级	
目标				
	重点、难点			
准备				

预防病例		班级
过程		
家园配合		
预防效果		

💡 思考练习

1. 简述学前儿童常见疾病的症状及防护方法。
2. 传染病流行过程的三个环节分别是什么？
3. 在托幼机构的日常工作中，幼儿教师应如何做好传染病的预防工作？

第六单元 —学前儿童意外事故及预防—

知识目标

① 掌握学前儿童安全教育的意义及内容；

② 掌握托幼机构安全管理的措施；

③ 了解学前儿童常见意外事故发生的原因及处理方法；

④ 了解常见自然灾害与救护方法。

技能目标

① 掌握学前儿童常见意外事故的处理方法；

② 重点掌握"海姆立克急救法"和"心肺复苏术"。

素养目标

① 强化专业知识、专业素质的学习；

② 提升独立思考、解决问题的能力，提高责任感。

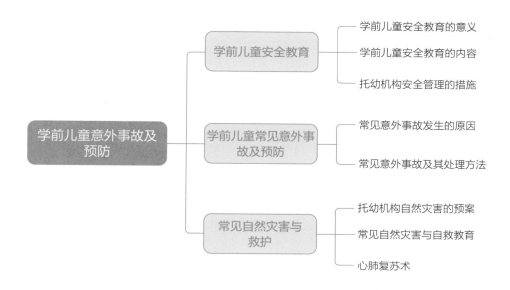

模块一 学前儿童安全教育

托幼机构安全工作是一切教育教学和保育工作顺利开展的前提，是保持托幼机构可持续发展的基础。托幼机构是幼儿生活、学习的主要场所。因此，相关部门要加强托幼机构的安全管理工作，保障学前儿童的生命安全，尽可能减少或杜绝安全事故的发生，树立安全第一、安全无小事的思想。

安全管理工作不仅涉及天灾避险、消防安全、防爆安全等问题的防范教育，还涉及学前儿童一日在园活动的方方面面。学前儿童是一个特殊的群体，他们年龄小，认知水平有限，缺乏自我保护意识，活泼好动但动作不够协调，天性好奇且喜欢探索但缺乏生活经验，因此极易发生意外事故。为了避免学前儿童意外事故的发生，托幼机构要利用一切机会对学前儿童进行安全教育和安全自救技能培养，使学前儿童逐渐积累生活经验，帮助学前儿童掌握安全技能。

一、学前儿童安全教育的意义

安全工作是幼儿园一项至关重要的工作，是保证幼儿生命安全的重要措施。托幼机构是幼儿学习生活的地方，安全防范主要集中在预防日常生活中的潜在危险上，集中在遇到各种危险时确保幼儿不受伤害的措施上。

（一）安全教育是集体生活的需要

托幼机构是集体教养的场所，不能像在家中一样，一对一地进行教育和保护。班级中幼儿多，教师少，一位教师要面对许多幼儿。幼儿在班级活动空间大，幼儿与幼儿之间交往多，面临的环境更多样、更复杂。对于这种情况，加强安全教育可以极大地减少幼儿在活动过程中出现危险的事件。

（二）安全教育是学前儿童年龄特点的需要

学前儿童年龄小，缺乏知识经验和独立行动的能力，但又活泼好动，在接触危险事物时经常意识不到其危险性，缺乏自我保护的能力。如果托幼机构不重视安全教育，在活动中出现异常情况时，学前儿童会不知所措，容易造成不安全因素的出现。

（三）安全教育是家长工作的需要

托幼机构的工作任务包括为家长服务。学前儿童在园的安全问题始终牵动着家长的心。随着社会的发展，家长对托幼机构的任务提出了越来越高的要求，不再满足于吃得饱、长得壮，而是希望学前儿童能够在幼儿园接受良好的保育和教育。托幼机构的保教水平能否真正发挥，关键在于学前儿童在幼儿园内是否能够安全地学习、生活。安全工作的质量关系着每一个学前儿童的身心是否能够正常、健康地成长，甚至关系到每个学前儿童的生命安全。

二、学前儿童安全教育的内容

（一）交通安全教育

随着现代交通的发展、交通工具的增加，学前儿童因交通事故而伤亡的人数逐年上升。因此，交通安全教育是学前儿童安全教育的首要任务。

家长和托幼机构要教育学前儿童有交通安全意识，养成遵守交通规则的良好习惯；掌握基本的交通规则，不在公路上玩耍，不独自过马路；认识交通标志，并且知道交通标志的意义和作用。

📖 拓展阅读

中国疾病预防控制中心发布的《中国青少年儿童伤害现状回顾报告》显示，2010—2015年期间，道路交通伤害是我国1~14岁儿童的第二大死因，据统计，学龄前儿童与小学生群体因交通事故的死亡人数每年超过1000人，受伤7000余人。从发生事故的行为来看，小学生在出行过程中的横冲直撞或突然猛跑、未满12周岁骑自行车、过马路时中途折返、闯红灯、乘坐电动自行车不戴安全头盔、乘车时将头手伸出窗外等行为是事故发生的主要诱因。

（二）托幼机构设备、设施的安全教育

托幼机构内的设备、设施要符合国家安全标准，符合学前儿童发展的特点，符合保教的要求规定。托幼机构内的家具等在材料的性质、款式、大小等方面都应适合幼儿的生理和心理特点：无论何种质地，边角都应做成圆角，杜绝导致意外伤害的各种因素；班级内的家具摆放应在角落或靠墙的位置，避免学前儿童碰伤；过道不应该有障碍，要便于学前儿童活动。

托幼机构不同的玩具应该有不同的安全教育，幼儿教师要为儿童讲解托幼机构大型设备、设施的活动玩具的使用、玩法，同时要定期检查幼儿园内的各项设备、设施，保证安全，为学前儿童提供一个安全的生活、学习环境。

（三）托幼机构玩教具的安全教育

玩教具对学前儿童来说是每天都要接触、使用的，因此，幼儿教师要避免玩教具给学前儿童带来伤害。在玩教具的购置、使用、保管方面，托幼机构都要考虑其安全性。玩教具要选择结实耐用的，不含有毒物质、安全可靠的。

托幼机构购置玩教具一般首选塑料制品，其次是木制、橡胶制品、金属制品等。玩教具要符合相关卫生要求，不能含有有毒物质。学前儿童使用的画笔、画板、橡皮泥等需要通过国家检测，符合卫生指标。对学前儿童身体容易造成伤害的玩教具应禁止购买和使用。

幼儿教师要教给学前儿童正确玩玩教具的方法，注意常规的培养；要经常检查、清洁、消毒玩教具；妥善保管玩教具，对不能用的要及时丢掉，损坏的要及时修理。

（四）学前儿童药品的安全教育

学前儿童喜欢将各种物品放入口中，因而容易引发食物中毒，尤其是误食药物后，甚至可能导致死亡。因此，托幼机构要建立严格的药品管理制度。药品要有专门放置的地方，要让学前儿童接触不到。内服药、外用药要严格分开，贴上标签。

对托幼机构内的其他有毒物品，如杀虫剂、消毒液、洁厕灵等要严格管理，放在幼儿接触不到的地方。

（五）学前儿童生活的安全教育

幼儿教师要经常性、多渠道地教育学前儿童遵守班级的规章制度，进行安全常规的养成教育，帮助学前儿童养成安全生活所必需的行为习惯和态度。幼儿教师要让学前儿童熟悉幼儿园的环境、班级的环境，教育学前儿童不能擅自离开自己的班级。幼儿教师要指导学前儿童学习使用一些玩具和学习用具的正确方法。例如，不能将剪刀的刀刃对着同伴，玩完的玩具要送回到原来的地方，整理好自己的衣裤，避免活动时摔倒，学会躲闪等。

幼儿教师要让学前儿童了解人体主要器官的功能，学习认识和保护身体，学习必要的安全知识，培养安全意识，掌握初步的自我保护技能。同时，幼儿教师要提高学前儿童自我防备和救护的能力，教会学前儿童简单的自救知识和自救方法，如在发生火灾、地震、迷路等情况下如何自救、如何寻求帮助。幼儿教师要重视和加强对学前儿童的安全防护教育，增强其安全意识，让学前儿童学习安全知识，学会自我保护，培养其应变能力，以保证学前儿童的安全，增长学前儿童的安全防护能力。

三、托幼机构安全管理的措施

幼儿教师是托幼机构安全管理的主要实施者。幼儿教师要教会学前儿童基本的安全保健知识和相应的自保、自救方法，使学前儿童养成安全的行为习惯和自觉锻炼身体的习惯，增强体质。

（一）制定安全管理制度，完善安全管理措施

托幼机构安全工作涉及范围较广，每一个工作岗位都有相应的安全管理制度。幼儿教师要在托幼机构普遍进行安全学习的基础上，结合本班儿童的年龄特点，有针对性地执行托幼机构的安全管理制度。托幼机构要强化安全责任意识，建立起分工明确、责任到人、事事有人管、事故有追责的模式，形成管理网络，从而为预防学前儿童意外事故的发生提供有力的制度保障。

对于安全制度，不仅需要认真学习，更重要的是贯彻落实。托幼机构的各项安全制度要全面、规范、细致，最重要的是具有可操作性，将安全意识渗透到班级的每一项活动中。幼儿教师要对班级的活动室、寝室、盥洗室等设施、设备进行检查，杜绝安全隐患。检查要仔细，及时清除存在的和潜在的安全隐患，对在班级内不能解决的隐患要及时上报，防止事故的发生。

（二）树立安全第一的观念，制定安全事故应急预案

保证幼儿安全是托幼机构实施教育的前提，因此，托幼机构要把安全管理工作置于头等重要的地位。托幼机构安全管理工作要落实到每一个环节、每一名教师。托幼机构的每个工作人员都要强化安全意识，认真做好安全管理工作，防患于未然，尽可能避免意外事故的发生。

意外事故是影响学前儿童安全的重要因素，减少意外事故是保证学前儿童安全的重要措施。意外事故一旦发生，及时、快速、正确采取应对措施是降低伤害程度，避免伤害范围扩大的关键。所以，托幼机构做好安全事故应急预案是十分必要的。安全事故应急预案要对处置突发事故的各项内容有明确、细致的规定，以免人们面对事故不知所措、慌乱，延误救治时间。同时，对地震、火灾等不可抗拒因素，托幼机构也要有应对预案，保证及时发现、快速应对、有效遏制，减少伤害。

（三）加强学前儿童安全教育，提高学前儿童的自保、自救能力

学前儿童有强烈的好奇心，对周围事物感兴趣，什么都想看看、试试。但是，学前儿童的能力和体力有限，动作的灵敏性和协调性较差，缺乏生活经验，不能预见自己行为的后果，往往容易诱发危险因素。因此，幼儿教师要根据幼儿的年龄特点，通过丰富多彩的活动，寓教于乐，创设直观、形象的学前儿童安全教育环境，将安全教育渗透到学前儿童的日常生活活动中，增强学前儿童的自我保护意识，使其形成良好的安全行为习惯。幼儿教师要根据容易出现的安全事故设计教学活动，以生动、有趣的教学形式帮助学前儿童理解安全常识和掌握安全行为技能。利用班级内的区角活动将自我保护的学习内容融入游戏中，使学前儿童在轻松、愉快的气氛中学习自我保护技能。同时，幼儿教师要对学前儿童进行紧急情况处理方法、自救与互救常识、紧急电话使用（如拨打119、120、110电话）常识的教育。

（四）加强教师的安全培训，提高预防和应对安全管理的能力

幼儿教师在上岗之前要接受专门的安全条例、安全知识学习和安全技能培训，考评通过后才能受聘上岗。这是为了更好地落实安全管理进行的必要的培训。在每学期开学之初，托幼机构要有针对性地进行安全培训，举行安全演练，提高幼儿教师的安全责任意识，全面提高幼儿教师的安全素质，以有效预防学前儿童受到伤害，合理应对意外事故的发生。

（五）加强家园沟通，确保学前儿童安全

家长作为学前儿童的第一监护人，必须对学前儿童的安全有高度负责的态度。托幼机构要定期召开家长会，对家长开展安全教育，提醒家长与托幼机构安全意识保持一致，杜绝意外事故的发生。例如，学前儿童接送安全等。托幼机构还可以利用微信、家园联系园地等宣传安全教育的重要意义，使家长与托幼机构形成教育合力。幼儿教师还可以挖掘家长中的资源，如警察、消防员等，请他们为学前儿童上安全教育课。

幼儿园安全管理制度（节选）

一、全园教职工应坚守岗位，高度负责，保证幼儿身边有人，随时清点人数，严防幼儿走失。

二、加强对幼儿的常规管理，培养良好的行为习惯，随时检查幼儿的鞋带、衣物，发现不安全因素，及时处理。对幼儿进行安全教育，加强其自我保护意识，提高其自我保护能力。教幼儿记住幼儿园的名称、家庭地址、父母的姓名和电话号码等，防止意外事故的发生。

三、带幼儿外出活动必须请示领导，选好安全场地，有组织、有纪律地进行，并随时清点人数，教育幼儿走路时注意不离队、不掉队。

四、不允许外来人员入园，不准陌生人来园接幼儿，防止冒领。

五、一切不安全的用品、药品必须由专人妥善保管，热水、热汤应放置在适当位置，电器设备应安装合理，严防中毒、烫伤、触电等事故的发生。

六、做好防火、防盗工作，下班后应关好门窗，做好巡视工作，安排好值班人员，切实做好保卫工作。

七、要注意房屋、场地、家具、玩具、用具的安全，定期进行检查维修、避免砸伤、摔伤等事故发生。

八、定期检查消防器材、电路等，对过期的、损坏的，要及时更换、维修等。

九、定期组织教职工和幼儿进行体检。

模块二　学前儿童常见意外事故及预防

意外事故是由意想不到的原因、突然发生的各种事件对人体所造成的损伤或死亡。意外事故主要包括溺水、跌落、烧烫伤、窒息、交通事故、切割伤、中毒、动物咬伤、触电、玩具伤害等，它会造成严重的损伤甚至死亡。根据世界卫生组织的报告，意外伤害已经成为大多数国家0～14岁儿童及青少年的首位死因，并且幼儿期伤害已被国际学术界确认为21世纪幼儿期重要的健康问题和幼儿保健的一个前沿课题。近年来，学前儿童常见意外事故已引起全社会的广泛关注。

一、常见意外事故发生的原因

预防和控制幼儿意外事故发生的根本是分析发生原因，针对原因进行有效的预防、干预，减少意外事故对幼儿的伤害。

（一）学前儿童本身的原因

学前儿童生性活泼好动，特别是男孩。有调查资料显示，男孩意外事故的发生率高于女孩，其原因是男孩的活动频率高，喜欢具有一定危险性的游戏和玩具，所以随时都有可能发生意外事故，尤其是刚刚学会走路时，其对周围的世界充满好奇，热衷于探索周围的环境。同时，学前儿童最开始发展的是感知觉器官，对发现的任何事物都想摸一摸、碰一碰、尝一尝，因此容易引起意外伤害事故。

学前儿童的身心发展处于未成熟阶段，各系统、器官，尤其是神经系统的发育尚不完善，对运动技能不能完全掌握。例如，幼儿走路时容易摔跤就是其运动水平低，平衡能力差的表现。因此，学前期的儿童判断能力、应变能力、体力等远不及成人，面对突如其来的意外事故很难及时做出正确的反应，容易发生意外伤害。

（二）家长的原因

学前儿童意外事故的发生与学前儿童父母的年龄、职业、文化水平以及家庭成员间的关系密切相关。父母的教育方式、生活方式、生活环境等，与学前儿童发生意外事故都有关系。很多家长重视幼儿的智力发展，但安全意识薄弱，往往忽视学前儿童生活习惯和自我服务能力的培养，对一些危险行为不能及时制止、教育，而是一味地保护、限制学前儿童的自由，结果使学前儿童缺乏自我保护和对危险进行防范的能力，导致意外事故的发生。

（三）托幼机构的原因

托幼机构是幼儿意外事故发生的主要场所之一。个别托幼机构安全设施、设备差，存在很大的安全隐患。学前儿童活动最频繁的地点是户外活动器械所在场地，但若一些活动器械年久失修、生锈严重、大型玩具损坏严重，就容易造成学前儿童意外事故的发生。另外，教师缺乏责任心，也会导致意外事故的发生。例如，学前儿童进餐时，教师不能很好地组织进餐，就容易导致学前儿童被烫伤；药品放置的地方学前儿童容易拿到，导致学前儿童吃错药，中毒事件的发生等。

二、常见意外事故及其处理方法

意外事故发生后，教师应立即查看儿童的伤情，视具体情况采取措施及时开展救治，以挽救儿童的生命。如儿童伤情较重，教师应立即组织人员、车辆将儿童送往医院，共同参与救治过程。有些意外事故应及时处理，否则会给儿童和家长造成无法弥补的痛苦。

（一）出血

意外事故可以引起不同程度的出血。对大出血，尤其是动脉出血，教师应先采取有效的止血措施，再做其他处理。

1. 皮下出血

（1）出血的症状。出血多发生在跌倒、受挤压、受挫伤等情况下，此时皮肤没有破损，只在皮下软组织处形成血肿、瘀斑。

跌碰伤所致皮下出血多数是在头部，儿童由于其身体发育的特点，一般跌倒后头部先着地。如果发现儿童跌倒，教师应该先观察儿童跌倒后的反应，是否有短暂的意识丧失，有无呕吐、嗜睡等。对小血肿无须特殊处理，可在24小时内进行冷敷，以减少出血、肿胀和减轻疼痛。同时，教师应为儿童创设安静、舒适的休息环境，认真观察儿童的情况变化。如儿童有头疼、头晕、恶心、呕吐、躁动不安或嗜睡等异常表现，则应及时将其送往医院。头皮血肿较大时，教师需要立即将儿童送往医院，让医生进行专业处理。

（2）止血的措施。皮下出血的主要止血措施为冷敷，具体操作方法为：取冰袋（冰块）用小毛巾包裹好后敷在血肿处，每次冷敷时间不超过20分钟，每日可多次冷敷，间隔时间为1～2小时。如果没有备好的冰袋（冰块），也可以用冷湿敷的方法，即将毛巾在冷水中浸湿，拧至不滴水，折叠好敷于血肿处，4～5分钟更换一次毛巾，每次冷敷20～30分钟，每天可敷多次。教师要注意观察儿童局部皮肤的变化，确保局部皮肤无发紫、麻木及冻伤等异常情况发生。

【1+X 幼儿照护等级职业技能考试（中级）·考点练习】

头皮血肿幼儿的现场救护

★任务情境

幼儿园自由活动时间，小明在地上跑来跑去，老师再三强调不让其跑跳，但小明依然不听劝阻。老师正要去阻拦小明，只见小明没站稳，摔了一跤，磕到了头。老师上前检查发现，小明的头部出现了一个略微鼓起的包，皮肤没有破损，轻触包中间有凹陷，小明痛得大哭。

问题：老师应该如何做好紧急处理？

幼儿照护模拟房间提供以下备品。

名称	实施条件	要求
实施环境	理实一体化多媒体教室、无线网络	干净、整洁、安全、温度和湿度适宜，实时在线观看线上学习资源
设施设备	照护床、椅子、幼儿仿真模型	无损坏、松动
物品准备	冰块或冰袋、小毛巾、绷带、纱布、碘酒、手消毒剂、签字笔、记录本	照护者自备工作服、帽子、口罩、发网、挂表
人员准备	照护者具备对头皮血肿幼儿进行现场救护的操作技能和相关知识	照护者着装整齐、洗手、剪指甲

请写出具体实施步骤。

（一）评估

项目	要求	得分	备注
幼儿			
环境			
照护者			
物品			

（二）计划

序号	内容	得分
1		
2		

（三）实施

序号	内容	得分
1		
2		
3		
4		

序号	内容	得分
1		
2		

2. 外出血

（1）出血的症状。外出血所致皮肤损伤，血液从伤口中流出。外出血分为动脉出血、静脉出血和毛细血管出血三种类型。

①动脉出血。动脉内血液压力较高，出血时血液自伤口向外喷射或一股一股地冒出（与心搏一致），出血量大，血液鲜红，会造成短时间内大量失血，危及生命。

②静脉出血。静脉血呈暗红色，出血时血液涌出或慢慢外流，速度缓慢，出血量中等。

③毛细血管出血。毛细血管出血速度慢，血液像水珠一样渗出，血管会很快收缩，多能自动凝固止血。

学前儿童在使用剪刀等文具或玩耍中容易割破皮肤而出血，这类出血一般是毛细血管出血，用无菌纱布按压伤口止血后，用碘酒或75%酒精消毒，敷上无菌纱布并用绷带包扎即可。但若伤口较深，则应立即送幼儿到医院处理。

（2）止血的措施。外出血止血措施包括手指压迫止血法、加压包扎止血法和止血带止血法等。

①手指压迫止血法。用拇指或其余四指将出血动脉的上端，即近心脏端，用力压向其相对的骨面，以阻断血流，达到临时止血的目的。这是简单而有效的紧急止血方法。这种方法适用于毛细血管和小静脉出血的止血。

②加压包扎止血法。当体表动脉或静脉出血，创面较大，用手指压迫不易止血时，可在伤口盖上无菌纱布或干棉垫，并加以包扎，施加的压力以能够止住出血为宜。现场人员要根据伤者的受伤情况选择实施直接加压包扎或间接加压包扎。

③止血带止血法。是指使用绷带、橡皮胶管、三角巾等，将出血的肢体扎住，以阻断血流达到止血的方法。当四肢大出血，创面大或不整齐，用加压包扎不能止血时，可选择止血带止血法。

（二）骨折

骨折是学前儿童意外事故中较容易发生的，以四肢骨折为多见。常见骨折的原因有直接暴力和间接暴力。直接暴力所致骨折是指外力直接作用某一部位而发生骨折，如撞击、火器伤等引起的骨折。间接暴力所致骨折是指着力点以外的部位发生骨折，外力通过传导、杠杆或旋转引起的骨折等。骨折处理的正确与否直接影响骨折的愈合。

1. 骨折的症状

学前儿童骨折常伴有剧烈疼痛，骨折肢体失去正常功能，骨折处肿胀、畸形，常伴有软组织损伤。学前儿童发生青枝骨折后疼痛不明显，肢体仍能活动，易被忽视，自愈后常形成畸形。

2. 骨折的急救处理

教师要及时检查儿童的伤情，是否有骨折，骨折是否为开放性骨折，伤口出血较多时要及时止血，然后予以肢体制动。肢体制动的主要目的是减轻疼痛，防止不稳定的骨折端损伤神经和血管。儿童骨折后，教师要使其平卧，千万不要随意进行搬动，更不能对受伤部位进行拉拽、按摩，应格外小心，以免加重伤势；然后固定骨折部位，例如对闭合性骨折，可使用绷带和夹板，将骨折处上、下关节固定起来。

骨折固定，上肢应采取屈肘固定，下肢应采用支具固定。绷带不宜绑得太紧。四肢固定时应露出伤肢的指尖和趾尖，以便观察血液循环。紧急情况下，固定的材料可以用木板、竹片、硬纸壳等代替，下肢骨折时可将伤肢与健肢绑在一起固定。

☀ 【1+X 幼儿照护等级职业技能考试（中级）·考点练习】

四肢骨折幼儿的现场救护

★任务情境

幼儿园户外活动时间，孩子们在操场上玩滑梯。忽然看见亮亮从滑梯高处摔下来，老师急忙查看，发现亮亮的右前臂肿胀疼痛，不能屈伸。老师初步判断是右前臂骨折。

问题：老师应该如何处理？

幼儿照护模拟房间提供以下备品。

名称	实施条件	要求
实施环境	理实一体化多媒体教室、无线网络	干净、整洁、安全、温度和湿度适宜，实时在线观看线上学习资源
设施设备	照护床、椅子、幼儿仿真模型	无损坏、松动
物品准备	三角巾、纱布、绷带、衬垫、夹板、担架、签字笔、记录本	照护者自备工作服、帽子、口罩、发网、挂表
人员准备	照护者具备对四肢骨折幼儿进行现场救护的操作技能和相关知识	照护者着装整齐、洗手、剪指甲

请写出具体实施步骤。

（一）评估

项目	要求	得分	备注
幼儿			
环境			
照护者			
物品			

（二）计划

序号	内容	得分
1		
2		

（三）实施

序号	内容	得分
1		
2		
3		
4		

序号	内容	得分
1		
2		

（三）烧烫伤、冻伤和中暑

烧烫伤、冻伤和中暑等是学前儿童经常发生的意外事故，与学前儿童的生理年龄特点有关。其中，冻伤、中暑也与学前儿童所在的地域有关。

1. 烧烫伤

（1）烧烫伤的症状。烧烫伤是学前儿童日常生活中比较常见的一种意外伤害事故，主要是接触开水、热粥、热汤、水蒸气等造成的。烧烫伤的严重程度一般分为三级：轻度表现为表皮受损，发红、灼痛、无水疱；中度表现为真皮受损，红肿、有水疱、剧烈疼痛；重度表现为皮肤全层受损，可累及肌肉。大面积的烧烫伤常合并休克及败血症，患儿的死亡率极高。

（2）烧烫伤的处理。学前儿童烧烫伤后，教师要使其远离造成烧烫伤的现场，迅速将儿童带到冷水前用冷水冲洗患处10~15分钟，或者开着水龙头持续冲水，以减轻儿童的痛苦。如果儿童的烧烫伤处隔着衣服，则要隔着衣服冷敷，边冷敷边用剪刀剪开衣服。发生化学用品烧烫伤时，一定要查明化学用品的禁忌，不可盲目用水冲洗。若烧烫伤处为儿童的脸或额头等不能用冷水冲的地方，则可多准备几条干净的毛巾，轮流用水弄湿后敷在伤处。若伤处起水疱，则不要弄破水疱，以免引起细菌感染。若烧烫伤面积过大，教师要及时送儿童就医，不要在伤处涂抹任何药物，只需要保持患部清洁，以免送到医院后为清洗药物而耽误治疗时间。

2. 冻伤

冻伤是人体受低温侵袭所致全面性和局部性的损伤。局部冻伤可分为轻度冻伤和重度冻伤。冻伤一般在北方冬天较为常见，学前儿童常见的冻伤部位有手、脚、耳朵等。

（1）冻伤的症状。一般的冻伤由血液循环障碍、热量来源少等因素造成。轻度冻伤仅伤及皮肤表层，表现为局部红肿，有痒、痛的感觉；重度冻伤者，局部肿胀，皮肤呈紫黑色、有水疱。

（2）冻伤的处理。轻度冻伤可用白酒、辣椒水等轻轻涂抹，再涂抹冻伤膏；重度冻伤要及时前往医院治疗。成人应教育学前儿童加强体育锻炼，提高身体素质，提高抗寒能力；采取防冻措施，室内要有采暖设备；衣着松紧适度且保暖，对手、脚、耳朵等部位，要给予适当的保护，如戴手套、戴口罩、戴帽子等。

3. 中暑

中暑一般是由于学前儿童身体体温调节功能差，温度过高造成的。

（1）中暑的症状。中暑一般表现为头痛、视物模糊、胸闷、无力，甚至突然晕倒。

（2）中暑的处理。对中暑儿童，要将其抬到凉爽通风处，解开其衣领，采取扇风、冷敷或冷水擦身，用清凉油涂抹太阳穴等措施；让儿童多喝清凉饮料或服用药物等；对严重者要送医院救治。中暑要以预防为主，其措施包括保证儿童有充足的睡眠，保持室内通风，尽量避免在烈日下长期活动，注意防暑降温。

（四）触电

触电是指一定量的电流或电能通过人体引起全身性或局部性损伤。触电损伤的轻重与电流的强度、接触的时间长短、电流在体内的路径有关。

1. 触电的症状

触电后，轻者出现精神紧张、恶心、头晕、心悸、短暂意识丧失，重者出现休克、心室颤动或呼吸、心搏骤停，抢救不及时则死亡。

高压电引起的触电伤口面积大，可深达肌肉、血管、神经和骨骼，甚至使组织呈碳化状态；由于电离子具有强大的穿透力，有时表现出体表没有明显伤口，但机体组织烧伤严重，常有一处进口和多处出口。

2. 触电的处理

触电的现场救护要遵循迅速、就地、准确、坚持四大原则。

（1）迅速切断电源，用干木棍、竹竿、皮带使触电者脱离电源。

（2）就地检查伤者的伤情，并及时拨打120或119电话进行求援，必须在现场附近就地抢救。

（3）准确采用人工呼吸法和胸外按压法的动作，部位必须准确。

（4）坚持尽百分之百的努力去抢救，入院治疗。

💡 【1+X 幼儿照护等级职业技能考试（中级）·考点练习】

触电幼儿的现场救护

★任务情境

幼儿园小班的小小是新入园的小朋友，中午不愿意睡觉，老师让小小单独在活动室玩儿，准备一会去照顾小小。小小自己在活动室东看看、西看看，忽然觉得插座上的插孔好玩，就用小手指去触摸。忽然，小小的小手抽搐，面色苍白，惊叫一声，倒在地上。

问题：老师应该如何处理？

幼儿照护模拟房间提供以下备品。

名称	实施条件	要求
实施环境	理实一体化多媒体教室、无线网络	干净、整洁、安全、温度和湿度适宜，实时在线观看线上学习资源
设施设备	照护床、椅子、幼儿仿真模型	无损坏、松动
物品准备	木棍、纱布、签字笔、记录本	照护者自备工作服、帽子、口罩、发网、挂表
人员准备	照护者具备对触电患儿进行现场救护的操作技能和相关知识	照护者着装整齐、洗手、剪指甲

请写出具体实施步骤。

（一）评估

项目	要求	得分	备注
幼儿			
环境			
照护者			
物品			

（二）计划

序号	内容	得分
1		
2		

（三）实施

序号	内容	得分
1		
2		
3		
4		

（四）评价

序号	内容	得分
1		
2		

（五）咬蜇伤

动物咬蜇伤在学前儿童幼儿意外事故中所占的比例是很大的，这主要是因为学前儿童对动物伤害的危险程度缺少判断，不注意防备；其次是家长疏于管理造成的。

1. 蜂蜇伤或毛虫蜇伤

（1）蜂蜇伤或毛虫蜇伤的症状。蜂蜇人后，射出的毒汁称为蜂毒。蜜蜂的毒液呈酸性，毒性弱；黄蜂的毒液呈碱性，毒性强。蜂类的蜂毒含有麻痹神经的成分，人被蜇后可发生呼吸麻痹、心脏衰竭甚至死亡。如遇过敏性体质的人，则会产生严重的过敏反应，重者导致死亡。

蜂虫蜇伤一般都在暴露的皮肤及组织，如头部、面部、手部等。蜜蜂蜇伤局部反应较轻，表现为局部灼痛、红肿，刺点中心可见黑色小点，是残留的蜂刺，可引起局部化脓。

马蜂蜇伤的症状较重，患处疼痛明显，刺点疼痛无蜇刺，有时起水泡或刺点周围有出血点。全身反应可包括发热、头晕、恶心、呕吐等轻度反应；严重者口唇麻木，视物不清、晕倒、昏迷，以致痉挛、休克、肺水肿及呼吸麻痹，可于数小时至数日内死亡。

（2）蜂蜇伤或毛虫蜇伤的处理。被蜂虫蜇伤后，要及时取出蜂刺。

①用小针挑拨或用胶布迅速沿着螫针的反方向将蜂刺取出，或用镊子拔出断刺。在取出螫针之前，不能挤压患处，以防更多毒素注入伤口。

②中和毒素。蜜蜂毒液为酸性，可外敷弱碱性溶液，如3%氨水、2%~3%碳酸氢钠溶液、肥皂水等中和毒素。黄蜂毒液为碱性，可外敷弱酸性溶液，如食醋、1%醋酸、0.1%稀盐酸等，以中和酸性毒素。

③若伤者出现过敏反应、休克等症状，则需要立即将其送往医院。

【1+X 幼儿照护等级职业技能考试（中级）·考点练习】

毒蜂蜇伤幼儿的现场救护

★任务情境

阳光明媚的一天，小朋友们都在操场上自由活动。操场边的花坛里开着姹紫嫣红的花，引得蜜蜂、蝴蝶翩翩起舞。玲玲看花的时候不小心被蜜蜂蜇了一下，她的胳膊上出现一片红肿，疼痛难忍，大哭起来。

问题：老师应该如何处理？

幼儿照护模拟房间提供以下备品。

名称	实施条件	要求
实施环境	理实一体化多媒体教室、无线网络	干净、整洁、安全、温度和湿度适宜，实时在线观看线上学习资源
设施设备	照护床、椅子、幼儿仿真模型	无损坏、松动
物品准备	镊子、肥皂水、酒精、纱布、碳酸氢钠溶液、食醋、消毒剂、签字笔、记录本	照护者自备工作服、帽子、口罩、发网、挂表
人员准备	照护者具备对毒蜂蜇伤幼儿进行现场救护的操作技能和相关知识	照护者着装整齐、洗手、剪指甲

请写出具体实施步骤。

（一）评估

项目	要求	得分	备注
幼儿			
环境			
照护者			
物品			

（二）计划

序号	内容	得分
1		
2		

（三）实施

序号	内容	得分
1		
2		
3		
4		

（四）评价

序号	内容	得分
1		
2		

2. 宠物咬伤

无论是被哪种宠物咬伤都要以最快的速度用大量的清水冲洗。伤口冲洗时要尽量挤压周围的软组织，设法将伤口上的宠物唾液和伤口上的血液冲洗干净，不要对伤口进行其他处理，千万不要包扎伤口或在伤口上涂药，要立即将伤者送往医院，进行破伤风抗毒血清注射。

3. 其他动物咬伤

我国南方夏天潮湿，蛇、蜈蚣、蝎子、蜘蛛等喜欢这种环境，学前儿童容易受到这些动物的伤害。对蛇咬伤，要绑扎伤肢，在咬伤近心端5～10cm处，用止血带或软布条等进行绑扎，以防毒液随血液循环流向全身。但每隔15～20分钟要放松1～2分钟；然后，用手挤压伤口，进行冲洗，用吸奶器等吸出毒液，立即内服和外敷解毒药，将伤者送往医院进一步救治。对蜈蚣、蝎子、蜘蛛等的咬伤，可用雄黄、明矾等适量研磨后，用凉开水冲调外敷，然后将伤者送往医院。

（六）中毒

某些有毒性作用的物质进入人体内，会引起器官和组织的器质或功能损害，出现一系列症状，导致中毒。

1. 食物中毒

食物中毒是指摄入了含有生物性、化学性有毒有害物质的食品或者把有毒有害物质当作食品摄入后出现的非传染性的急性、亚急性疾病。食物中毒分为细菌性食物中毒、霉菌性食物中毒、动植物性食物中毒、化学性食物中毒。其中，在学前儿童中，比较常见的是细菌性食物中毒。

（1）食物中毒的症状。食物中毒一般具有爆发性、间接性、同发性、季节性、无传染性等特征。患者的症状以恶心、呕吐、腹痛、腹泻为主，往往伴有发热，可迅速出现脱水、酸中毒，甚至休克、昏迷等症状。

（2）食物中毒的急救。食物中毒的紧急救治办法主要是催吐、洗胃、导泻、解毒，鼓励患者多喝水，尤其是含盐饮料或糖盐水，及时补充体内丢失的水和电解质。催吐、洗胃、导泻的主要作用是迅速清除毒物。同时，救护人员要将中毒的儿童立即送往医院，并注意收集剩余的食物和中毒的儿童的呕吐物，便于医生化验、分析中毒原因，予以对症治疗。

💡 【1+X 幼儿照护等级职业技能考试（中级）·考点练习】

幼儿食物中毒的现场救护

★**任务情境**

春天来了，正是采摘的好时节。幼儿乐乐的奶奶上山采了许多新鲜的蘑菇，回家后给乐乐炒菜吃。没想到，乐乐吃后不久出现了恶心、呕吐、腹痛、腹泻的症状。

问题：照护者应该如何处理？

幼儿照护模拟房间提供以下备品。

名称	实施条件	要求
实施环境	理实一体化多媒体教室、无线网络	干净、整洁、安全、温度和湿度适宜，实时在线观看线上学习资源
设施设备	照护床、椅子、幼儿仿真模型	无损坏、松动
物品准备	温盐水、水杯、筷子、汤勺、手消毒剂、签字笔、记录本	照护者自备工作服、帽子、口罩、发网、挂表
人员准备	照护者具备对食物中毒幼儿进行现场救护的操作技能和相关知识	照护者着装整齐、洗手、剪指甲

请写出具体实施步骤。

（一）评估

项目	要求	得分	备注
幼儿			
环境			
照护者			
物品			

（二）计划

序号	内容	得分
1		
2		

（三）实施

序号	内容	得分
1		
2		
3		
4		

（四）评价

序号	内容	得分
1		
2		

2. 药物中毒

学前儿童对某些药物敏感，机体解毒功能和排泄功能较差，尤其是对某些药物严重过敏，错服或者服用剂量过大会导致中毒。

托幼机构一定要做好药物保管工作，给儿童喂药时要仔细核对幼儿的姓名、药物的剂量和用法，熟悉儿童常用药物的性能、剂量和使用方法。

（七）高热惊厥

高热惊厥（俗称高烧抽风，简称FC）是儿科常见的急症，据统计，2%～4%的儿童出现过高热惊厥，2岁以内的婴幼儿最容易发病。典型病例都是体温升高（体温38.5～40℃或更高）后惊厥，这种病一般有家族史。据统计，上呼吸道感染是导致高热惊厥的主要疾病，约占70%以上。

高热惊厥一般能自动缓解，需要家长或者老师及时护理，防止因呕吐物吸入呼吸道引起窒息；在做紧急处理的时候，要注意预防外伤，如皮肤损伤、骨折等。

1. 高热惊厥的症状

惊厥多为全身性，突然发作，患儿意识丧失，双眼球固定、上翻或斜视，头后仰，四肢抽动或呈强直状，口角或面肌也可抽动，面色青紫或苍白。一般发作数分钟，少于10分钟，进而进入昏睡状态。少数抽搐短暂者意识清楚。

2. 高热惊厥的急救

幼儿发生惊厥后，教师不要紧张，不要用力摇晃、拍打幼儿，应立即让幼儿平卧，松开衣领、裤带，解开衣扣，保持呼吸通畅；患儿尚未牙关紧闭时，用干净的手帕等做成压舌板，放置在上下牙之间，以防发生舌咬伤；根据患儿高热情况给予物理降温；密切观察患儿的生命体征、意识状态，发作缓解后，立即将患儿送往医院进行进一步治疗。

高热惊厥幼儿的现场救护

★任务情境

3岁的冉冉早上入园的时候精神不佳，在幼儿园中忽然出现咳嗽，高热，体温达到39.5 ℃。其他幼儿活动时，冉冉突然全身抽搐，口吐白沫，眼睛上翻。老师初步判断是高热惊厥。

问题：照护者应该如何处理？

幼儿照护模拟房间提供以下备品。

名称	实施条件	要求
实施环境	理实一体化多媒体教室、无线网络	干净、整洁、安全、温度和湿度适宜，实时在线观看线上学习资源
设施设备	照护床、椅子、幼儿仿真模型	无损坏、松动
物品准备	纱布、消毒剂、签字笔、记录本	照护者自备工作服、帽子、口罩、发网、挂表
人员准备	照护者具备对高热惊厥幼儿进行紧急现场救护的操作技能和相关知识	照护者着装整齐、洗手、剪指甲

请写出具体实施步骤。

（一）评估

项目	要求	得分	备注
幼儿			
环境			
照护者			
物品			

（二）计划

序号	内容	得分
1		
2		

（三）实施

序号	内容	得分
1		
2		
3		
4		

（四）评价

序号	内容	得分
1		
2		

（八）异物入体

1. 气管异物

气管、支气管异物大多发生在学前儿童中，5岁以下学前儿童的发生率占80%~90%，尤其在1~2岁极易发生。学前儿童喜欢把小件物品或玩具含在口中，吃豆类食品时不慎或受惊吓、笑、哭、跳等时，口中的东西容易被吸入气管。

（1）气管异物的症状。气管异物进入前期，儿童会突然出现剧烈呛咳，可伴有呕吐、口唇发绀和呼吸困难。如果异物较大，阻塞了喉头或气管，则会引起窒息死亡。

气管异物在儿童阵发性呛咳时可能会部分咳出，自然咳出的机会为1%~4%，因此，大部分需要急救处理。另一部分停在一侧支气管，通常表现出无症状或轻度咳嗽及喘气，异物入体时间长，会刺激气管黏膜，产生炎症，如支气管炎、肺炎等，出现咳嗽、喘息、呼吸困难加重、发热甚至高热等。

（2）气管异物的处理。若成人发现学前儿童气管有异物，首先要检查儿童的口腔及咽喉部，如在可视范围内发现有异物阻塞气管，可试着将手指伸到该处将阻塞物取出，如果不可行，可紧急运用拍背法、推腹法、海姆立克急救法等进行急救。

①拍背法。施救者取坐位，将儿童放在双腿上，使儿童的胸部紧贴施救者的膝部，头部略低。施救者以适当力量用掌根拍击儿童双肩胛骨之间的脊椎部位，异物有时可被咳出。

②推腹法。施救者使儿童仰卧，将其平放在适当高度的桌子或床上。施救者站在儿童左侧，左手放在儿童脐部腹壁上，右手置于左手的上方加压，两手向胸腹上后方向冲击性推压，促进气管异物被向上冲击的气流排出。如此推动数次，有时也可使异物咳出。

运用拍背法、推腹法时，如果有异物排出，施救者要注意迅速从儿童的口腔内清除阻塞物，以防再度阻塞气管，影响正常呼吸。如无效，则要立即送儿童到医院救治。

（3）海姆立克急救法的运用。

施救者常采用站位法：若患者神志尚清醒能站立，施救者从背后抱住其腹部，一只手握拳，将拇指一侧放在患者腹部（肚脐稍上）；另一只手握住握拳之手，急速、冲击性地向内上方压迫患者的腹部，反复有节奏、有力地进行，以使形成的气流将异物冲出（图6-1）。患者应做配合，头部略低，嘴要张开，以便将异物吐出。

若患者陷入昏迷不能站立，则施救者可让其取仰卧位。施救者两腿分开跪在患者大腿外侧地面上，双手叠放用手掌根顶住腹部（肚脐稍上），进行冲击性地、快速地、向前上方压迫，然后

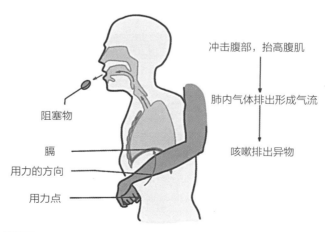

冲击腹部，抬高腹肌

肺内气体排出形成气流

咳嗽排出异物

阻塞物

膈

用力的方向

用力点

图6-1　海姆立克急救法

打开患者的口腔，如异物已被冲出，则要迅速清理。

对婴幼儿的急救方法是：施救者取坐位，让婴幼儿背靠坐在施救者的腿上，然后施救者双手食指和中指用力，向后上方挤压患儿的上腹部，压后随即放松；也可将患儿平放仰卧，施救者用上述方法挤压。

【1+X 幼儿照护等级职业技能考试（初级）·考点练习】
幼儿气管异物的处理

★任务情境

乐乐在吃饭的时候一边吃饭，一边讲话，并时不时发出笑声。老师一再提醒，吃饭的时候要认真，不要说笑，可是乐乐不听，还是和小朋友说笑。忽然，乐乐不再说话了，脸憋得通红，剧烈地咳嗽起来，米饭喷射而出。乐乐的米饭进入气管了。

问题：教师应该如何处理？

幼儿照护模拟房间提供以下备品。

名称	实施条件	要求
实施环境	理实一体化多媒体教室、无线网络	干净、整洁、安全、温度和湿度适宜，实时在线观看线上学习资源
设施设备	照护床、椅子、幼儿仿真模型	无损坏、松动
物品准备	消毒剂、签字笔、记录本	照护者自备工作服、帽子、口罩、发网、挂表
人员准备	照护者具备对幼儿气管异物进行现场救护的操作技能和相关知识	照护者着装整齐、洗手、剪指甲

请写出具体实施步骤。

（一）评估

项目	要求	得分	备注
幼儿			
环境			
照护者			
物品			

（二）计划

序号	内容	得分
1		
2		

（三）实施

序号	内容	得分
1		
2		
3		
4		

（四）评价

序号	内容	得分
1		
2		

2. 眼内异物

常见的眼内异物有砂粒、灰尘、谷类、小飞虫、睫毛等，一般多在幼儿游戏时进入眼内。幼儿表现为眼有异物感、畏光、流泪、疼痛等。据统计，幼儿眼外伤约占外伤总数的1/4，致盲率高达60%～70%。幼儿出现眼内异物或眼外伤一定要正确处理。

异物入眼时，可让幼儿的眼球自然转动，使异物推向眼角或眼缘，随眼泪一起流出；用水把干净的纱布或棉花浸湿，将异物粘出。上述方法如果不可行，须迅速送往医院救治。

3. 外耳道异物

常见的耳道异物多由幼儿将小玩具、小石子、豆类等放入耳道所致，有时也可能是小虫飞进去或者爬入。一些异物种类、大小或侵入部位等不易察觉，有时进入外耳道后不会产生刺激，则可长期存留且不引起明显症状，时间长了才可能被发现。异物较大的如豆类、种子等会发生膨胀，可阻塞外耳道，触及鼓膜可致疼痛、耳鸣，甚至损伤鼓膜。

外耳道异物的处理一般分为三种：第一种是小虫子等，可用医用的油剂或食用油滴入耳道1～2滴，油剂会让小虫子等爬出或爬行速度减慢，然后及时就医；第二种是圆形异物，切勿尝试自己取出，应迅速就医；第三种是植物类，如发芽肿胀的豆类等，可以在幼儿耳道内滴入乙醇溶液，然后去医院取出。

4. 鼻腔异物

常见的鼻腔异物由幼儿将果核、豆类、扣子、珠子等塞入鼻孔所致。根据异物的性质、大小、形状以及所在部位、刺激性强弱和滞留时间长短不同，幼儿表现出来的症状也不一样。

鼻腔异物较小且发现较早，可用手压住另一侧鼻孔，令幼儿用力呼气，异物会因此从鼻腔冲出。如果方法无效，则要迅速就医。

💡 **幼儿园教师资格证考试·真题·2023 年上**

选择题：下列几种意外事故，不正确的处理方式是（C）。

A. 有小飞虫进入幼儿眼里，翻开眼皮后，用消毒棉签轻轻擦去

B. 幼儿跌倒后轻微擦伤，对伤口清洗去污、涂上消毒药水

C. 幼儿鼻内塞进了小珠子、豆粒等异物，用镊子去取

D. 幼儿被蜜蜂轻度蜇伤后，在伤口涂淡碱水或肥皂水等弱碱性液体

【解析】本题考查的是学前儿童常见的意外事故和急救。

A选项：异物入眼后，切勿用手揉眼睛，以免异物擦伤角膜。说法正确，与题干不符。

B选项：幼儿跌伤后轻微擦伤，需要将伤口的脏污清理干净，然后涂上消毒药水。说法正确，与题干不符。

C选项：幼儿出于好奇，将纸团、小珠子、豆粒等塞入鼻孔，导致鼻腔异物时，一定不要用镊子试图将异物夹出，尤其是圆滑的物体。正确的做法是，让幼儿将无异物的鼻孔按住，然后用力擤鼻涕或者用羽毛刺激幼儿的鼻黏膜，形成喷嚏反射。如果上述方法排不出异物，则应到医院处理。C选项处理方法错误，与题干相符，因此C选项正确。

D选项：被蜜蜂蜇伤后，因蜜蜂毒液是酸性的，因此可选用肥皂水、淡碱水等洗敷伤口。说法正确，与题干不符。

模块三　常见自然灾害与救护

　　学前儿童年龄较小，身心发展还不成熟，生活经验较少，对自然灾害带来的生命威胁没有太多认识，更不知道自然灾害发生时如何逃生与自救。常见的自然灾害是人力所不及的，只有足够的重视，加强各种灾害的演练，让幼儿熟悉灾害发生时如何自救、如何等待救援，才能把损失降到最低。

一、托幼机构自然灾害的预案

　　为了保障学前儿童健康的学习、生活，促进托幼机构保教工作顺利开展，防范各类事故发

📖 拓展阅读

常见的自然灾害

（一）按灾害成因划分

1. 地质灾害

（1）地震（包括火山爆发和海啸）、水土流失。

（2）崩塌（包括雪崩）、荒漠化。

（3）滑坡、蠕动、泥石流。

（4）塌陷（包括地面沉降、海面上升）。

2. 气象灾害

（1）大风（包括龙卷风）、台风。

（2）风暴潮（包括咸潮）。

（3）洪水、内涝、干旱。

（4）寒露风、冻害、雷暴、持续高温。

（5）沙尘暴。

3. 生物灾害（包括生态灾害等）

（1）虫灾。

（2）赤潮。

（3）生物入侵。

通常生物灾害由其他灾害诱发会变得更加严重。

（二）按灾害发生速度划分

1. 突发性灾害

特点：部分物质是整体运动；具有突发性；在某地频发，具体位置容易确认；一次性释放能量高，对局部地区有摧毁性破坏。

2. 长期性灾害

特点：以部分物质颗粒的延续运动为主；总体运动速度比较慢、延续时间长，有较大范围的区域性和地理背景；初期不易确定灾害损失的严重性，最终发展成惨重的灾害且难以复苏，如干旱、荒漠化、海浸、大气污染等。

生，降低和控制自然灾害带来的危害，托幼机构要把可能发生的自然灾害做好预案并进行演练，保障托幼机构师生的安全。同时，托幼机构要保障基本的演练环境，具体要求如下：

（1）熟悉周围环境，了解避难场所，知道撤离与疏散的通道。

（2）托幼机构物品摆放不宜过高，做到下重上轻，防备倾倒伤人。

（3）保持周围过道畅通，不随处占道摆放物品，便于自然灾害发生时人员疏通通道不堵塞。

（4）听从统一指挥，积极配合救援工作。

二、常见自然灾害与自救教育

（一）地震

地震是人类面临的严重自然灾害之一，它可以引发山洪、泥石流、海啸等次生灾害。目前，

📖 拓展阅读

幼儿园意外事故的应急预案

一、幼儿园火灾事故应急预案

发生火灾时，由现场教师向园长报告，幼儿园领导立即指挥相关人员立即行动，到达预定地点，做好各项工作。

（一）工作流程

1. 切断电源、广播告知（稳定情绪第一，沉着冷静为要，防止引起全园恐慌）。

2. 呼叫 119、110电话，并根据实际情况呼叫 120 及学区领导组电话。

3. 扑灭初起火源，关闭门窗，控制火势，为疏散争取更多时间。

4. 疏散、撤离顺序：按发生火灾地点，所在班级同层优先的原则，先撤离所在班级幼儿，后撤离同层次幼儿（离火源近的班级先撤离）再撤离其他层次，这样既确保重点，又便于扑救人员灭火。例如，火灾发生时，由带班教师迅速指挥撤离。

（二）工作要求

1. 各指挥疏散教师要识大体、顾大局，严密控制下楼速度，以免造成楼道挤压，防止幼儿因恐慌而发生其他情况，疏散成员应最后撤离现场。

2. 幼儿不得参与救火，幼儿疏散时必须服从教师安排，按计划有序快步撤离到安全地带，迅速清点人数，并向园长汇报幼儿情况。

3. 如果火灾发生在幼儿午睡时，教师应马上叫醒幼儿迅速撤离现场，告诉幼儿不需要穿上衣物，为撤离现场争取更多时间。

4. 灭火者在火灾初起时，要就近使用灭火器，进行紧急扑救，尽最大努力扑灭初起火源或减弱火势，或关闭门窗控制火势蔓延，为幼儿疏散争取更多时间。在幼儿未安全撤离且又能确保自己安全的前提下不得撤离火灾现场。

5. 灾情控制后，将事件经过以书面形式向上级汇报。

二、幼儿园食物中毒应急预案

（一）工作流程

1. 发现师生有类似食物中毒症状时，应迅速送师生到医院进行初诊，同时拨打120电话。

人类还不能阻止地震的发生，不能精确地预报地震发生的地点、等级等。因此，地震具有突发性和不可测性，严重的危险性、灾害性。

1. 地震发生时

地震发生时，要尽快躲避到安全地点，听从指挥，千万不要四处逃离。在室内，要寻找活命三角区和掩体，也就是应该躲避在大而坚实的物体旁边，这样墙体和梁倒下后能与该物体形成一个三角空间，如柜子与沙发旁边、卫生间等，如果在教室可以暂时躲避在书桌底下。

躲避时的姿势是将一个胳臂弯起来保护眼睛不让异物击中，另一只手用力抓紧桌腿。在墙角躲避时，把双手交叉放在脖子后面保护自己，也可拿书本等物体遮住头部和颈部。卧倒或蹲下时，可以采用脸朝下、头近墙，两只胳膊在额前相交，右手正握左臂，左手反握右臂，前额枕在臂上，闭上眼睛和嘴，用鼻子呼吸。

疏散后的集结点为空旷的地方，要注意用双手抱头，防止被砸，尽量避开建筑物和电线。

2. 地震后的自救

地震后被埋压不能自己脱险者，要鼓足勇气，沉着冷静，努力与外界取得联系；设法将手脚挣脱出来，清除压在自己身上的物体，特别是腹部以上的压物，用毛巾、衣服等捂住口鼻，保持呼吸通畅，防止烟尘呛入口鼻引起窒息；尽可能减少体力消耗，在可活动的空间里，设法寻找代用食品和水，创造生存条件，等待救援；听到外面有人时，可用石块敲击物体、铁管或墙壁，发出求救信号，寻求呼救。

（二）火灾

火灾是指失去控制的火，在其蔓延发展过程中，给人类生命财产造成损失的一种灾害性的燃烧现象。有些火灾是自然现象，是人们无法控制的，如雷电等引起的森林大火、一些物体自燃引起的着火等。但是，有些火灾是可以控制的，具体来说是人的责任心的问题。

托幼机构是火灾容易发生的地方，因为托幼机构易燃物比较多，如儿童活动室一般都是用易燃物装饰的，桌椅、床铺等都是可燃物。幼儿园教师尤其以女性居多，扑灭火源的能力和经验有限。救援也比较困难，因为学前儿童年龄小，体力差，行动缓慢，缺乏对危险、危害的认识能力。所以托幼机构一旦发生火灾，疏散难度大。

托幼机构要落实消防安全责任制，定期组织全体教职员工进行消防演练，学习使用消防器械，加强教师责任心教育，确保实施消防安全管理工作。

1. 火灾发生时

火灾发生时，要第一时间报警。报警时讲清楚详细地址、起火部位、着火物质、火势大小、报警人姓名及电话号码。报警后要派专人到路口迎接消防车，并维持路口到起火点的道路畅通。报警后电话不要关机，以便随时与消防部门联系。

2. 火灾的自救

火灾的伤害一般是烧伤、缺氧窒息以及跳楼等意外情况。缺氧窒息是火灾伤害的主要原因，因为火灾的烟雾中含有大量一氧化碳，吸入过多时，会使人中毒甚至窒息死亡。自救的时候，要用湿毛巾堵住口鼻，迅速离开火灾现场。再有，不要轻易采取跳楼等危险逃生办法，暂时躲避，等待救援。或者用长绳、被单等，连接室内坚固的桌角、暖气管道等，顺着绳子、被单逃生。

（三）水灾

水灾一般发生在低海拔地区。虽然人类对洪水的防治从没间断，但是洪水灾害很难根除，水灾仍是影响很大的自然灾害。

1. 水灾发生时

当洪水袭来时，对于受灾地区的人来说，迅速转移是首要任务。幼儿园面临水灾时的首要任务是听从统一指挥，有序转移，保障幼儿身体健康。同时应尽可能与幼儿家长取得联系，通知家长转移的方式和路线。

2. 水灾的自救

洪水来临的时候，首先要找避难场所，听从政府统一指挥，注意保暖。一旦被困，要积极地寻找生存的机会，积极地等待救援；一定要谨慎下水，避免下水带来的伤害。例如，被动物等咬伤，漂浮物撞伤，水中的漩涡、暗流造成的伤害等。如果发生生命危险，立即进行止血包扎、心肺复苏等急救方法，挽救生命。

（四）台风

台风是地球上非常具有破坏性的天气系统之一。台风主要有强风、暴雨和风暴潮三大危害。强风摧毁房屋、建筑及高空设施，压死压伤人员，刮断电力和通信线路，吹翻车辆、船只、行人，摧毁农作物，吹倒甚至拔起大树。暴雨造成平原洪涝，引发山洪、地质灾害，冲毁房屋，导致水库溃坝，堤防决口等。风暴潮掀翻海上船只，冲垮码头，海水倒灌，淹没村庄、农田等。

1. 台风发生时

台风来临前，要尽量储备好食物、水、手电、蜡烛和蓄电能力的节能灯等，减少台风到来后外出的需要。台风到来时，如果在户外，不要走在树下，避开电线杆、广告牌、积水等地方；行走时要缓慢，尽可能抓住墙角、栅栏、柱子等稳固的固定物，最好俯下身体前行。

台风过后，要注意检查用电、生活用水等的安全，注意环境和生活卫生，如饮水、饮食、个人防护等。

2. 台风的自救

台风发生时，最好留在室内，不要轻易出门。如果在户外，容易造成伤害，如溺水、砸伤等。伤害发生时，一般是转移到室内，进行简单包扎、心肺复苏等，等待救援或送医院急救。

三、心肺复苏术

自然灾害带来的伤害极易引起心搏骤停。心搏骤停是指心脏射血功能突然终止。心搏骤停若不及时处理，会造成脑和全身器官组织的不可逆损害，甚至导致死亡。心搏骤停是最为紧迫的情况，针对这一情况应采取急救措施，以维持患者血液循环和氧气供应，这种急救措施称为心肺复苏。

心肺复苏的意义不仅是让心肺的功能得以恢复，更重要的是恢复大脑，因此维持组织的灌流是心肺复苏的重点。现在，心肺复苏已扩展为心肺脑复苏。

（一）心肺复苏术适用的症状

心肺复苏术是指心跳、呼吸骤停的情况下所采取的一系列急救措施，旨在使心脏、肺脏恢复正常功能，使生命得以维持。心肺复苏术适用于发生心搏骤停时。

1. 发生心搏骤停的原因

幼儿心搏骤停的常见原因是窒息、溺水、肺炎、气管异物等，胸部外伤、烧伤、溺水、电击、中毒等也可导致幼儿心搏骤停。

2. 心搏骤停的症状

心搏骤停通常表现为突然意识丧失或昏厥，大动脉搏动消失，呼吸停止或无效呼吸，双侧瞳孔散大，角膜反射消失，大小便失禁，血压测不出，心音消失等现象。一旦确定为心搏骤停，应立即进行胸外心脏按压。

3. 心搏骤停的现场判断及紧急救护

（1）现场判断。发现有人突然神志丧失或晕厥，可轻拍其肩部并大声呼叫，如无反应、没有呼吸，即可诊断为心搏骤停。

（2）紧急救护。心跳、呼吸停止后，血液循环终止，各器官缺血、缺氧。由于脑细胞对缺氧十分敏感，一般在循环停止4分钟开始出现脑水肿（脑功能损害），4～6分钟大脑发生不可逆损害（脑死亡）。

对于心搏骤停者，立即现场实施心肺复苏术最为重要，4分钟内进行复苏者可能有半数患者会被救活，又称"黄金4分钟"。患者在这4分钟之内得到有效、快速、准确的救助非常重要。

（二）心肺复苏术的具体操作流程

心肺复苏术全过程可分为基础生命支持、高级生命支持、延续生命支持三个阶段。基础生命支持的主要措施为胸外心脏按压（人工循环）、开放气道和口对口人工呼吸。高级生命支持指在基础生命支持的基础上，应用辅助器械与特殊技术、药物等建立有效的通气和血液循环。延续生命支持即复苏后稳定处理，其目的是保护脑功能，防止继发性器官损害，寻找病因，力争患者达到存活状态。

一般来说，基础生命支持是急救的主要环节，主要措施包括胸外心脏按压（人工循环），开放气道和口对口人工呼吸，循环、评估、送往医院。

1. 胸外心脏按压

施救者保护患者的颈部，将患者放在地面上或硬板床上，解开其衣扣，松解裤带，暴露按压部位。

施救者可根据患者年龄的不同采用不同的胸外心脏按压手法，具体包括双指按压法（适用于婴儿）、单掌按压法（适用于幼儿）和双掌按压法（适用于8岁以上儿童）。

施救者位于患者的右侧，按压部位为患者两乳头连线与胸骨交叉处以左手掌根部紧贴按压区，右手掌根重叠放在左手背上，使全部手指脱离胸壁。施救者双臂应伸直，双肩在患者胸部正上方，垂直向下用力按压。按压要平稳，有规则且不能间断，不能冲击猛压，下压与放松的时间大致相等。成人每分钟按压60～100次，按压深度为成人胸骨下陷3～5 cm。

心脏按压用力不能过猛，以防肋骨骨折或其他内脏损伤。若发现患者脸色转红润，呼吸心跳恢复，能摸到脉搏跳动，瞳孔回缩正常，就算抢救成功了。

2. 开放气道和口对口人工呼吸

在进行胸外按压的同时，施救者要进行口对口人工呼吸。在进行口对口吹气前，要迅速清理患者口鼻内的污物、呕吐物，以保持呼吸道通畅。同时，施救者要松开其衣领、裤带、紧裹的内衣等，以免妨碍患者胸部的呼吸运动。

施救者使患者呈仰卧位状态，头部后仰，以保持呼吸道通畅。施救者跪在一侧，一手托起其下颌，然后深吸一口气，再贴紧患者的嘴，严丝合缝地将气吹入，造成吸气。为避免吹进的气从患者鼻孔逸出，施救者可用另一只手捏住患者的鼻孔，吹完气后，将捏鼻的手也松开，并用一手按压其胸部，帮助患者将气体排出。如此一口一口有节律地反复吹气，每分钟16～20次，直到患者恢复自主呼吸或确诊死亡。

如果遇到患者牙关紧闭，张不开口，无法进行口对口人工呼吸时，施救者可采用口对鼻吹气法，方法与口对口吹气法相同。

施救者吹气时用多大的力量要看患者的具体情况，如被救人是幼儿或体格较弱者，则吹气力量要小一些；反之，则要大一些。一般以气吹进去后，患者的胸部略有隆起为度。如果吹气后，不见患者胸部起伏，则可能是吹气力量太小或呼吸道阻塞，这时施救者应再次进行检查。

3. 循环、评估、送往医院

施救者完成5个循环或者2分钟操作后，评估呼吸和大动脉搏动情况，评估时间不超过10s。如果触到大动脉搏动，恢复自主呼吸，则停止心肺复苏，否则继续重复胸外心脏按压和人工呼吸，5个循环或者2分钟操作后再次评估，交替进行，直到急救人员赶到，将患者送往医院治疗。

【实训】

一、心肺复苏术的操作

幼儿园放假了，天天和小伙伴在村子中的小河边玩耍。一不小心，天天掉落在水中。附近的村民急忙救起天天，可是天天已经全身青紫，没有呼吸和意识了。请问此时最恰当的救助方法是什么？请按照考核标准进行操作，并写出操作流程。

心肺复苏术操作考核标准

考核内容	考核点	分值	评分要求	扣分	得分	备注
评估 （15分）						
计划 （5分）						

续表

考核内容	考核点	分值	评分要求	扣分	得分	备注
实施 （60分）						
评价 （20分）						
总分			100			

二、设计意外事故的预案

给幼儿园设计一份火灾预案。

幼儿园火灾预案

学生班级：   学生姓名：

预案名称		班级	
目标			
	重点、难点		
准备			
过程			
预案效果			

学前儿童卫生与保健

💡 思考练习

1. 学前儿童安全教育的内容有哪些？
2. 托幼机构应该如何做好学前儿童意外事故的预防？

第七单元 ——托幼机构的卫生保健——

知识目标

① 掌握托幼机构生活保健制度；

② 了解制定托幼机构生活保健制度的原则；

③ 掌握托幼机构一日生活保健内容；

④ 了解学前儿童健康检查制度；

⑤ 掌握托幼机构的消毒方法。

技能目标

① 能够根据托幼机构的要求制定学前儿童一日生活安排；

② 能够熟练掌握托幼机构的各种消毒方法。

素养目标

通过对托幼机构制度的学习，促进学生对今后工作的认识，形成良好的职业素养。

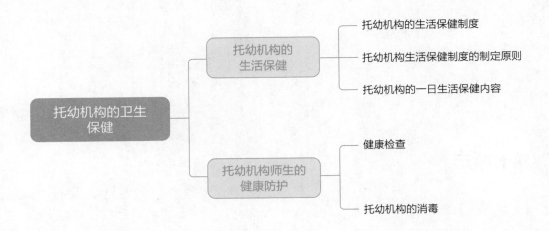

模块一　托幼机构的生活保健

一、托幼机构的生活保健制度

　　生活保健制度在托幼机构中占有重要地位。托幼机构应根据学前儿童身心发展的年龄特点、教育任务及卫生保健要求，制定出合理的生活保健制度。合理的生活保健制度是将学前儿童一日生活的主要内容，如晨检、睡眠、进餐、活动、游戏等环节的时间、顺序、次数和间隔给予合理的安排，也就是生活作息制度。

　　合理安排学前儿童一日生活保健制度，有利于学前儿童身体各系统得到良好发展，有利于学前儿童的大脑皮质形成一系列的条件反射，使学前儿童养成有规律的生活习惯，促进大脑皮质的发育。托幼机构长期严格执行规定的生活保健制度，有利于学前儿童身体健康、精神愉快、精力充沛。同时还可以培养学前儿童遵守纪律、独立生活等能力。

🔗 知识链接

幼儿园春季一日活动安排表

时间	内容	所占时长
7：40—8：20	入园晨检，晨间自选活动	40分钟
8：20—8：25	餐前准备	5分钟
8：25—8：45	营养早餐	20分钟
8：45—9：00	餐后整理，操前准备	15分钟

时间	内容	所占时长
9：00—10：00	早操及户外活动	60分钟
10：00—10：10	如厕，喝水	10分钟
10：10—10：40	集体教育活动（一）	30分钟
10：40—10：50	如厕，喝水	10分钟
10：50—11：20	集体教育活动（二）	30分钟
11：20—11：40	如厕，餐前活动	20分钟
11：40—12：20	午餐	40分钟
12：20—12：30	餐后整理，幼儿散步	10分钟
12：30—14：30	午休	120分钟
14：30—15：00	盥洗，喝水，午点	30分钟
15：00—16：00	同其他户外活动（区角活动）	60分钟
16：00—16：10	如厕，餐前准备	10分钟
16：10—16：50	晚餐	40分钟
16：50—17：00	整理	10分钟
17：00—17：30	离园活动	30分钟

注：此表各段时间安排可根据季节、班级情况自行调整，但必须确保幼儿每天进餐次数间隔、户外活动、午休等时间充足。

二、托幼机构生活保健制度的制定原则

1. 符合学前儿童的年龄特点

学前期的儿童生长发育迅速，托幼机构的生活保健制度要根据年龄阶段特点，满足学前儿童生长发育的需要。学前儿童年龄越大，其进餐次数以及睡眠时间可以越少，而游戏活动和教育活动的时间与次数可以逐渐延长和增多。

2. 符合学前儿童生理活动的特点

学前儿童神经系统尚未发育成熟，如果一种活动形式持续时间过长，会引起大脑皮层相应区域神经细胞的疲劳，因此学前儿童在从事一种活动一定时间后，应该及时变换活动的性质，这样才能使儿童大脑皮层各机能的神经细胞以及身体各器官系统得到充分的调动和锻炼，同时又得到轮流的、充分的休息，从而促进学前儿童的身心健康发展。

3. 符合地区和季节特点

我国幅员辽阔，南北方差异大。不同的地区和季节，生活制度应有所不同。在制定学前儿童生活保健制度时，要根据本地区的实际情况，对生活保健制度进行调整。

4. 符合家长工作的特点

学前儿童的年龄特点决定儿童入园和离园都需要家长的接送，因此托幼机构在制定一日生活保健制度时，应考虑家长工作的需要，便于家长接送。

托幼机构卫生保健工作内容与要求——一日生活安排

（《托儿所幼儿园卫生保健工作规范》卫妇社发〔2012〕35号）

（一）托幼机构应当根据各年龄段儿童的生理、心理特点，结合本地区的季节变化和本托幼机构的实际情况，制定合理的生活制度。

（二）合理安排儿童作息时间和睡眠、进餐、大小便、活动、游戏等各个生活环节的时间、顺序和次数，注意动静结合、集体活动与自由活动结合、室内活动与室外活动结合，不同形式的活动交替进行。

（三）保证儿童每日充足的户外活动时间。全日制儿童每日不少于2小时，寄宿制儿童不少于3小时，寒冷、炎热季节可酌情调整。

（四）根据儿童年龄特点和托幼机构服务形式合理安排每日进餐和睡眠时间。制订餐、点数，儿童正餐间隔时间3.5～4小时，进餐时间20～30分钟/餐，餐后安静活动或散步时间10～15分钟。3～6岁儿童午睡时间根据季节以2～2.5小时/日为宜，3岁以下儿童日间睡眠时间可适当延长。

（五）严格执行一日生活制度，卫生保健人员应当每日巡视，观察班级执行情况，发现问题及时予以纠正，以保证儿童在托幼机构内生活的规律性和稳定性。

三、托幼机构一日生活保健内容

（一）晨间活动

晨间活动时，幼儿需要做到以下几点：

（1）衣着整洁，愉快入园，有礼貌地和教师、小朋友打招呼。

（2）有礼貌地和家长告别。

（3）知道告诉教师自己的身体有无不舒服的感觉。

（4）积极投入晨间活动。

（二）早操前的准备活动

早操前10分钟，幼儿要收拾整理玩具、材料，做好参加早操活动的准备。

（1）如厕。照顾幼儿大小便，一般情况下，要求幼儿大小便自理，在出现异常情况时及时报告教师。对个别自理有困难的幼儿，保教人员应加以协助。

（2）便后卫生。幼儿便后要主动用流水洗手，并学会用正确的方法洗手。

（3）整理服装。幼儿在早操前相互检查服装及鞋带，冬天脱去大衣，不戴围巾、手套。

（三）升国旗或早操

升国旗或早操时，幼儿需要做到以下几点：

（1）依次自然地进入活动场地。

（2）尊敬国旗，升旗时立正，注视国旗，行注目礼。

（3）听从指挥做操。精神饱满，情绪愉快，注意力集中，姿势正确，动作整齐，努力达到锻炼身体的目的。

（4）使用轻器械进行操作后放回原处，爱护器械。

（四）教育活动

教育活动的时间安排一般为：小班10～15分钟，中班20～25分钟，大班25～30分钟。幼儿在活动过程中需要做到以下几点：

（1）活动前逐渐转入安静状态。

（2）在教师的指导启发下逐渐养成动脑、动手和手脑并用的习惯；大班幼儿逐渐形成在日常生活和游戏中运用已获得的简单知识与技能的能力；大班幼儿能对自己完成的作品进行自我评价。

（3）在活动过程中积极思考，踊跃发言或提问；不干扰别人，不和小朋友发生争执，不影响活动秩序。

（五）自由活动

愉快地参加自己喜爱的游戏活动、体育活动或其他活动。在教师视线范围内自由活动，注意安全。

（六）喝水

幼儿在喝水过程中需要做到以下两点：

（1）用自己的水杯喝水，喝水时不说笑。

（2）不浪费开水，水杯用后放回原处。

（七）盥洗

幼儿在盥洗过程中需要做到以下两点：

（1）盥洗时不拥挤。

（2）学习掌握洗手、洗脸的一定顺序和方法。洗手前先擦干净鼻涕，然后卷好袖口，小班幼儿由教师提供帮助，中班幼儿互相帮助，大班幼儿独立操作；把手淋湿，搓上肥皂，按手背、手指、手腕的顺序洗手；冲洗干净肥皂沫，抖掉水珠，用自己的毛巾擦干手；挂好毛巾，放下衣袖。洗完手后洗脸，先按照眼睛、额头、脸颊、嘴、鼻子的顺序清洗，然后搓洗毛巾，再洗耳朵和脖颈；搓洗毛巾，再按顺序洗一次；把毛巾洗干净挂好。提醒幼儿脸上擦护肤霜。

（3）自觉遵守盥洗规则、方法，动作迅速、认真；不玩水，不浸湿衣服和弄湿地板。

（4）小班幼儿由教师提供帮助，逐步学会洗手、洗脸，中、大班幼儿应独立洗手、洗脸，尤其是大班幼儿应迅速正确地将手、脸洗干净。

（八）进餐

幼儿在进餐过程中需要做到以下几点：

（1）愉快、安静地进餐，逐步掌握独立进餐的技能。

（2）进餐时不大声讲话，不随便说笑打闹。

（3）正确使用餐具：一手拿勺子（中、大班幼儿使用筷子），一手扶碗，喝汤时两手端着碗。

（4）干点与稀饭应搭配着吃，不吃汤泡饭。

（5）逐渐养成进餐的文明行为和习惯。具体包括：

①进餐时细嚼慢咽，不慌不忙，不龇嘴。

②不挑食，不用手抓食物，不剩饭菜，不弄脏桌面、地面和衣服，不东张西望；将骨头、残渣放在指定的地方，不将自己不吃的饭菜挑到别人碗里。

③咽下最后一口饭后再站起来，轻放椅子，离开饭桌，送回餐具。

④饭后漱口、擦嘴、洗手。

（九）午睡（夏季2.5小时，春、秋、冬季2小时）

幼儿在午睡前后应做到以下几点：

（1）餐后散步、如厕，保持稳定的情绪，不大声讲话或嬉笑喧闹，脚步放轻，进入寝室。

（2）中、大班幼儿自己摆好枕头，拉开被子（毯子），按顺序脱去外衣裤：先解开上衣扣子，再解开鞋带，脱鞋、袜子、裤子，最后脱上衣，并折叠整齐放在固定的地方，鞋放在床下。小班幼儿由教师帮助。

（3）不带小玩物上床，盖好被子（毯子），不东张西望，闭上眼睛，安静入睡。

（4）早醒幼儿可进行安静的活动，不出声响，不影响别人。

（十）起床（30分钟）

幼儿在起床后应做到以下几点。

1. 按时起床，掀开被子（毯子），按顺序穿衣服

穿衣顺序：上衣—裤子—袜子—鞋。具体步骤如下：

（1）穿上衣：先将上衣披在肩上，捏好里面衣服的袖口，伸进外衣衣袖，翻好衣领，拉好衣襟，扣好衣扣。从小班起就开始学习从最上面一颗纽扣扣起。

（2）穿裤子：先将裤子前面朝上放好，然后两脚分别伸进不同的裤筒，裤腰往上提，把衬衣放入裤腰内，拉展平整，系好裤带。

（3）穿袜子：袜底放平，袜尖向前，两手将袜筒捏到袜后跟，再往脚上穿；先穿脚尖，再蹬上脚跟，最后拉上袜筒。小班幼儿在教师帮助下逐步学会穿袜子。

（4）穿鞋：分清左右鞋，穿好、系好活扣鞋带。小班幼儿由教师帮助系好。

2. 学习整理床铺

叠被子时先将两边往中间折，再将两头折起来，放在床的固定一头，将枕头放在被子上面，把床单拉平整。小、中班幼儿由教师提供帮助，先做一些辅助工作，大班幼儿要独立做好。

（十一）离园

愉快地离园回家，带好物品，有礼貌地与教师、小朋友告别。

模块二　托幼机构师生的健康防护

一、健康检查

（一）学前儿童健康检查

1. 入园健康检查

（1）学前儿童入托幼机构前必须到指定的医疗机构进行健康检查。目的是了解和掌握新入托幼机构的儿童的健康状况，以便托幼机构后续的健康管理。同时，防止传染病被带入托幼机构。

（2）健康检查合格后，查验"0~6岁儿童保健手册"和"预防接种证"，符合要求方可进入托幼机构。如体检发现疑似传染病者应暂缓入园；没有按照要求进行接种者，需要到规定的接种单

位补种。

（3）凡离开托幼机构3个月以上的儿童，应重新按照要求进行健康检查后，方可进入托幼机构。

选择题：《托儿所幼儿园卫生保健工作规程》中，1~3岁儿童每年健康检查的次数是（B）。

A．1次　　　　　B．2次　　　　　C．3次　　　　　D．4次

【解析】1~3岁儿童每年健康检查2次，每次间隔6个月；3岁以上儿童每年健康检查1次。因此B选项正确。

2. 定期健康检查

定期健康检查针对的是在托幼机构的儿童。检查的目的是及时掌握全园儿童生长发育水平及健康状况，以便制定相应的保健措施。

（1）对儿童进行定期健康检查。1~3岁儿童每年健康检查2次，每次间隔6个月；3岁以上儿童每年健康检查1次。

（2）建立儿童健康检查档案。托幼机构的每一名儿童都要有自己独立的健康检查档案，包括各项体检结果登记表及评价。对有异常的儿童，保健医生要进行追踪并制定方案进行干预。

选择题：《托儿所幼儿园卫生保健工作规程》中，3~6岁儿童每年健康检查的次数是（A）。

A．1次　　　　　B．2次　　　　　C．3次　　　　　D．4次

【解析】1~3岁儿童每年健康检查2次，每次间隔6个月；3岁以上儿童每年健康检查1次。因此A选项正确。

3. 日常健康检查

日常健康检查包括晨检、午检、全日健康观察，重点检查儿童的体温、皮肤改变、精神状况，以便做到疾病的早发现。

（1）晨检。晨检主要包括"一摸二看三问四查"，是一种全面的健康检查程序，旨在通过物理触觉检查、视觉观察、家庭病史询问以及定期健康监测，全面评估儿童的健康状况，确保儿童的安全和健康。

晨检"一摸二看三问四查"的具体内容如下：

一摸：用手指轻轻触摸儿童的额头和颈部，以及颌下的淋巴结，以检查儿童是否发烧。对于有发烧症状的可疑儿童，需要进行体温测量，并在必要时建议家长带儿童去医院就诊。

二看：观察儿童的精神状态、面部表情、眼睛、皮肤是否存在异常，如皮疹或其他传染病的症状。特别是在传染病的流行季节，需要特别关注儿童咽部的红肿情况和皮肤上的疹子。

三问：向儿童的家长询问孩子在离园后的生活、饮食、睡眠、大小便和精神状态等方面的情况。这种询问是为了了解儿童在家期间的健康状况，以便及时发现并采取相应的预防措施。

四查：根据疾病的流行情况，对易感的儿童进行重点检查。此外，还需要检查儿童入园时是否携带了可能造成安全威胁的物品，如有危险的玩具或尖锐物品。

（2）午检。在儿童午睡结束后，班级教师要对儿童的精神状况以及其他状况进行观察。

（3）全日健康观察。由班级教师对儿童在托幼机构的全天状况进行观察。包括饮食、睡眠、大小便、情绪、行为等，并做好记录。

儿童健康检查

（《托儿所幼儿园卫生保健工作规范》卫妇社发〔2012〕35号）

1. 入园（所）健康检查

（1）儿童入托幼机构前应当经医疗卫生机构进行健康检查，合格后方可入园（所）。

（2）承担儿童入园（所）体检的医疗卫生机构及人员应当取得相应的资格，并接受相关专业技术培训。应当按照《托儿所幼儿园卫生保健管理办法》规定的项目开展健康检查，规范填写"儿童入园（所）健康检查表"，不得违反规定擅自改变健康检查项目。

（3）儿童入园（所）体检中发现疑似传染病者应当"暂缓入园（所）"，及时确诊治疗。

（4）儿童入园（所）时，托幼机构应当查验"儿童入园（所）健康检查表""0～6岁儿童保健手册""预防接种证"。

发现没有预防接种证或未依照国家免疫规划受种的儿童，应当在30日内向托幼机构所在地的接种单位或县级疾病预防控制机构报告，督促监护人带儿童到当地规定的接种单位补证或补种。托幼机构应当在儿童补证或补种后复验预防接种证。

2. 定期健康检查

（1）承担儿童定期健康检查的医疗卫生机构及人员应当取得相应的资格。儿童定期健康检查项目包括：测量身长（身高）、体重，检查口腔、皮肤、心肺、肝脾、脊柱、四肢等，测查视力、听力，检测血红蛋白或血常规。

（2）1～3岁儿童每年健康检查2次，每次间隔6个月；3岁以上儿童每年健康检查1次。所有儿童每年进行1次血红蛋白或血常规检测。1～3岁儿童每年进行1次听力筛查；4岁以上儿童每年检查1次视力。体检后应当及时向家长反馈健康检查结果。

（3）儿童离开园（所）3个月以上需重新按照入园（所）检查项目进行健康检查。

（4）转园（所）儿童持原托幼机构提供的"儿童转园（所）健康证明""0～6岁儿童保健手册"可直接转园（所）。"儿童转园（所）健康证明"有效期3个月。

3. 晨午检及全日健康观察

（1）做好每日晨间或午间入园（所）检查。检查内容包括询问儿童在家有无异常情况，观察精神状况、有无发热和皮肤异常，检查有无携带不安全物品等，发现问题及时处理。

（2）应当对儿童进行全日健康观察，内容包括饮食、睡眠、大小便、精神状况、情绪、行为等，并做好观察及处理记录。

（3）卫生保健人员每日深入班级巡视2次，发现患病、疑似传染病儿童应当尽快隔离并与家长联系，及时到医院诊治，并追访诊治结果。

（4）患病儿童应当离园（所）休息治疗。如果接受家长委托喂药时，应当做好药品交接和登记，并请家长签字确认。

（二）托幼机构工作人员健康检查

托幼机构工作人员健康检查包括岗前检查和定期检查。工作人员包括教师、保育员、食堂员工、清洁人员以及行政人员。

1. 岗前健康检查

托幼机构工作人员上岗前必须到指定医疗机构进行健康检查，取得"托幼机构工作人员健康合格证"后方可上岗。精神病患者或者精神病史者不得从事托幼机构工作。

2. 定期健康检查

托幼机构的工作人员每年要进行一次健康检查。健康检查合格者可以继续从事托幼机构工作。

📖 拓展阅读

托幼机构工作人员健康检查
（《托儿所幼儿园卫生保健工作规范》卫妇社发〔2012〕35号）

1. 上岗前健康检查

（1）托幼机构工作人员上岗前必须按照《托儿所幼儿园卫生保健管理办法》（简称《管理办法》）的规定，经县级以上人民政府卫生行政部门指定的医疗卫生机构进行健康检查，取得"托幼机构工作人员健康合格证"后方可上岗。

（2）精神病患者或者有精神病史者不得在托幼机构工作。

2. 定期健康检查

（1）托幼机构在岗工作人员必须按照《管理办法》规定的项目每年进行1次健康检查。

（2）在岗工作人员患有精神病者，应当立即调离托幼机构。

（3）凡患有下列症状或疾病者须离岗，治愈后须持县级以上人民政府卫生行政部门指定的医疗卫生机构出具的诊断证明，并取得"托幼机构工作人员健康合格证"后，方可回园（所）工作。

①发热、腹泻等症状；

②流感、活动性肺结核等呼吸道传染性疾病；

③痢疾、伤寒、甲型病毒性肝炎、戊型病毒性肝炎等消化道传染性疾病；

④淋病、梅毒、滴虫性阴道炎、化脓性或者渗出性皮肤病等；

⑤体检过程中发现异常者，由体检的医疗卫生机构通知托幼机构的患病工作人员到相关专科进行复查和确诊，并追访诊治结果。

二、托幼机构的消毒

（一）消毒制度

消毒制度是儿童在托幼机构期间健康生活的重要保证。按照托幼机构消毒制度规定，儿童用的餐具、水杯、餐桌应每餐进行消毒；毛巾每天消毒1次；门把手、房间地面、盥洗间地面等应每天在儿童入园前进行消毒；坐便器应随用随消毒，蹲便器每天进行消毒；每天离开托幼机构后对教室空气进行消毒；各种用具、玩具、图书应每周消毒1次。

托幼机构的卫生与消毒

（《托儿所幼儿园卫生保健工作规范》卫妇社发〔2012〕35号）

（一）环境卫生

1. 托幼机构应当建立室内外环境卫生清扫和检查制度，每周全面检查1次并记录，为儿童提供整洁、安全、舒适的环境。

2. 室内应当有防蚊、蝇、鼠、虫及防暑和防寒设备，并放置在儿童接触不到的地方。集中消毒应在儿童离园（所）后进行。

3. 保持室内空气清新、阳光充足。采取湿式清扫方式清洁地面。厕所做到清洁通风、无异味，每日定时打扫，保持地面干燥。便器每次用后及时清洗干净。

4. 卫生洁具各班专用专放并有标记。抹布用后及时清洗干净，晾晒、干燥后存放；拖布清洗后应当晾晒或控干后存放。

5. 枕席、凉席每日用温水擦拭，被褥每月曝晒1～2次，床上用品每月清洗1～2次。

6. 保持玩具、图书表面的清洁卫生，每周至少进行1次玩具清洗，每2周图书翻晒1次。

（二）个人卫生

1. 儿童日常生活用品专人专用，保持清洁。要求每人每日1巾1杯专用，每人1床位1被。

2. 培养儿童良好的卫生习惯。饭前便后应当用肥皂、流动水洗手，早晚洗脸、刷牙，饭后漱口，做到勤洗头洗澡换衣、勤剪指（趾）甲，保持服装整洁。

3. 工作人员应当保持仪表整洁，注意个人卫生。饭前便后和护理儿童前应用肥皂、流动水洗手；上班时不戴戒指，不留长指甲；不在园（所）内吸烟。

（三）预防性消毒

1. 儿童活动室、卧室应当经常开窗通风，保持室内空气清新。每日至少开窗通风2次，每次至少10～15分钟。在不适宜开窗通风时，每日应当采取其他方法对室内空气消毒2次。

2. 餐桌每餐使用前消毒。水杯每日清洗消毒，用水杯喝豆浆、牛奶等易附着于杯壁的饮品后，应当及时清洗消毒。反复使用的餐巾每次使用后消毒。擦手毛巾每日消毒1次。

3. 门把手、水龙头、床围栏等儿童易触摸的物体表面每日消毒1次。坐便器每次使用后及时冲洗，接触皮肤部位及时消毒。

4. 使用符合国家标准或规定的消毒器械和消毒剂。环境和物品的预防性消毒方法应当符合要求。

（二）常用消毒方法

托幼机构常用的消毒方法有物理消毒和化学消毒。物理消毒是指利用物理因素将病原微生物消除或杀灭的方法，如机械、热力、光照、微波等消毒方法。化学消毒是指采用各种化学药物来抑制或杀灭微生物的方法。

1. 机械消毒

机械消毒是指采用诸如清扫、洗刷、擦抹或过滤等方法除掉物体表面的有害微生物。该方法操作简便、经济，但不能杀灭病原微生物，仅可减少其数量。

2. 热力消毒

高温对细菌有明显的致死作用。通过高温高热进行消毒的方法称为热力消毒，如煮沸消毒、高压蒸汽灭菌、预真空型压力蒸汽灭菌等。热力灭菌主要是利用高温使菌体变性或凝固，酶失去活性，而使细菌死亡。

3. 光照消毒

光照消毒主要利用紫外线、臭氧及高能射线的杀菌作用，使菌体蛋白发生光解、变性而致细菌死亡。

4. 消毒液消毒

消毒液消毒是指用化学药剂杀灭病原微生物的方法。

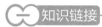知识链接

托幼机构环境和物品预防性消毒方法

消毒对象	物理消毒方法	化学消毒方法	备注
空气	开窗通风每日至少2次；每次至少10~15分钟		在外界温度适宜、空气质量较好、保障安全性的条件下，应采取持续开窗通风的方式
	采用紫外线杀菌灯进行照射消毒，每日1次，每次持续照射时间60分钟		1. 不具备开窗通风空气消毒条件时使用 2. 应使用移动式紫外线杀菌灯。按照每立方米1.5瓦计算紫外线杀菌灯管需要量 3. 禁止紫外线杀菌灯照射人体体表 4. 采用反向式紫外线杀菌灯在室内有人环境持续照射消毒时，应使用无臭氧式紫外线杀菌灯
餐具、炊具、水杯	煮沸消毒15分钟或蒸汽消毒10分钟		1. 对食具必须先去残渣、清洗后再进行消毒 2. 煮沸消毒时，被煮物品应全部浸没在水中；蒸汽消毒时，被蒸物品应疏松放置，水沸后开始计算时间
	餐具消毒柜、消毒碗柜消毒（按产品说明使用）		1. 使用符合国家标准规定的产品 2. 保洁柜无消毒作用，不得用保洁柜代替消毒柜进行消毒
毛巾类织物	用洗涤剂清洗干净后，放置在阳光直接照射下曝晒		曝晒时不得相互叠夹。曝晒时间不低于6小时
	煮沸消毒15分钟或蒸汽消毒10分钟		煮沸消毒时，被煮物品应全部浸没在水中；蒸汽消毒时，被蒸物品应疏松放置
		1. 使用次氯酸钠类消毒剂消毒 2. 使用浓度为有效氯250~400 mg/L、浸泡消毒20分钟	消毒时将织物全部浸没在消毒液中，消毒后用生活饮用水将残留消毒剂冲净
抹布	煮沸消毒15分钟或蒸汽消毒10分钟		煮沸消毒时，抹布应全部浸没在水中；蒸汽消毒时，抹布应疏松放置
		1. 使用次氯酸钠类消毒剂消毒 2. 使用浓度为有效氯400 mg/L、浸泡消毒20分钟	消毒时将抹布全部浸没在消毒液中，消毒后可直接控干或晾干存放；或用生活饮用水将残留消毒剂冲净后控干或晾干存放

消毒对象	物理消毒方法	化学消毒方法	备注
餐桌、床围栏、门把手、水龙头等物体表面		1. 使用次氯酸钠类消毒剂消毒 2. 使用浓度为有效氯100~250mg/L、消毒10~30分钟	1. 可采用表面擦拭、冲洗消毒的方式 2. 餐桌消毒后要用生活饮用水将残留消毒剂擦净 3. 家具等物体表面消毒后可用生活饮用水将残留消毒剂去除
玩具、图书	每两周至少通风晾晒1次		1. 适用于不能湿式擦拭、清洗的物品 2. 曝晒时不得相互叠夹。曝晒时间不低于6小时
		1. 使用次氯酸钠类消毒剂消毒 2. 使用浓度为有效氯100~250mg/L、表面擦拭、浸泡消毒10~30分钟	根据污染情况，每周至少消毒1次
便盆、坐便器与皮肤接触部位、盛装吐泻物的容器		1. 使用次氯酸钠类消毒剂消毒 2. 使用浓度为有效氯400~700mg/L、浸泡或擦拭消毒30分钟	1. 必须先清洗后消毒 2. 浸泡消毒时将便盆全部浸没在消毒液中 3. 消毒后用生活饮用水将残留消毒剂冲净后控干或晾干存放
体温计		使用75%~80%乙醇溶液，浸泡消毒3~5分钟	使用符合《中华人民共和国药典》规定的乙醇溶液

注：①表中有效氯剂量是指使用符合《次氯酸钠类消毒剂卫生质量技术规范》规定的次氯酸钠类消毒剂；②传染病消毒根据《中华人民共和国传染病防治法》规定，配合当地疾病预防控制机构实施。

【实训】

设计一份学前儿童一日生活时间表。

要求：根据本地区的实际情况，结合学前儿童的年龄特点进行设计。

思考练习

1. 制定托幼机构生活保健制度的原则有哪些？
2. 托幼机构晨检的主要内容有哪些？
3. 托幼机构的消毒方法有哪些？

参考文献

［1］王英龙，曹茂勇. 课程思政我们这样设计［M］. 北京：清华大学出版社，2020.

［2］郦燕君. 学前儿童卫生保健［M］. 北京：高等教育出版社，2013.

［3］唐林兰，于桂萍. 学前儿童卫生与保健［M］. 北京：教育科学出版社，2016.

［4］王雁. 学前儿童卫生与保健［M］. 北京：人民教育出版社，2018.

［5］文姬，杨春华，邓祖丽颖. 0~3岁婴儿的保育与教育［M］. 北京：高等教育出版社，2019.

［6］陈春梅. 0~3岁儿童动作发展与训练［M］. 上海：复旦大学出版社，2019.

［7］赵洪. 0~3岁婴幼儿身心发展与教养［M］. 上海：同济大学出版社，2018.

［8］教育部1+X幼儿照护职业技能等级标准（2020年2月试行）.

［9］育婴员国家职业技能标准（2019年9月试行）.

［10］孟亭含. 婴幼儿卫生与保健［M］. 上海：同济大学出版社，2018.